Dr Marcel REHM

# La Fièvre

dans

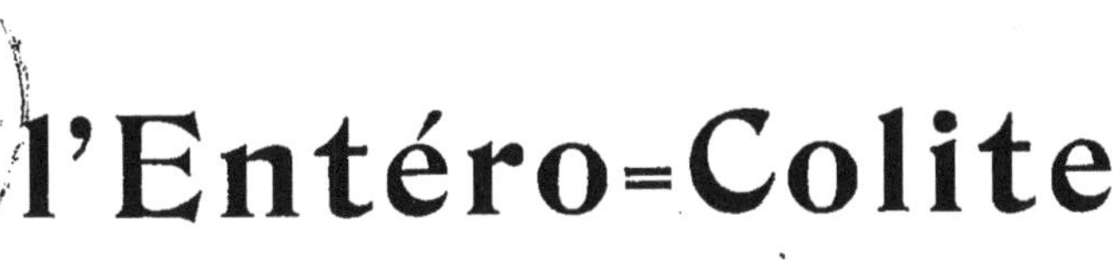

# l'Entéro-Colite

# Pseudo-Membraneuse

LYON. — IMP. A. REY

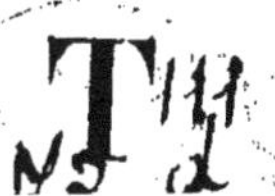

# LA

# FIÈVRE DANS L'ENTÉRO-COLITE

## PSEUDO-MEMBRANEUSE

# LA FIÈVRE

DANS

# L'ENTÉRO-COLITE

## PSEUDO-MEMBRANEUSE

PAR

Le Dr Marcel-Camille REHM

LYON

A. REY & Cie, IMPRIMEURS-ÉDITEURS DE L'UNIVERSITE

4, RUE GENTIL, 4

1902

A MON PÈRE ET A MA MÈRE

A MES FRÈRES

A MA FAMILLE

A MES AMIS

**A mon Président de Thèse**

M. LE PROFESSEUR TEISSIER

Membre Correspondant de l'Académie de Médecine.

Professeur de Pathologie Interne à la Faculté,

Ancien Médecin des Hôpitaux

Chevalier de la Légion d'honneur,

*Arrivé au terme officiel de nos études, il nous est bien doux d'adresser des remercîments à nos parents, qui toujours ont été pour nous des confidents précieux et des amis véritables. Qu'ils croient à l'assurance de notre reconnaissance sans bornes et à l'expression de notre tendre affection. Que nos frères acceptent eux aussi les vœux ardents et sincères que nous formons pour leur avenir.*

*Que ceux qui nous ont offert chaque année aux vacances une hospitalité si douce daignent se reconnaître dans ces lignes et veuillent croire que nous saurons garder intact le souvenir de leurs bontés.*

*A Lyon, Monsieur le professeur Arloing nous a reçu d'une façon charmante et nous a en maintes circonstances témoigné un bienveillant intérêt. Nous lui en aurons toujours une sincère gratitude.*

*Une pensée d'admiration profonde ira au maître éminent qui nous fait aujourd'hui le grand honneur d'accepter la présidence de ce modeste travail.*

*Qu'il nous soit permis de lui rappeler ici combien nous était cher son enseignement, qu'il nous soit permis enfin de l'assurer que nous saurons toujours nous souvenir de ce que fut, pour les déshérités d'ici-bas, sa conduite toute faite de bienveillante attention, de douceur et de bonté.*

LA

# FIÈVRE DANS L'ENTÉRO-COLITE

## PSEUDO-MEMBRANEUSE

---

Au moment où le neuro-arthritisme fait des ravages sans cesse grandissants, il ne nous semble pas inutile d'insister encore sur une affection dont on a parlé beaucoup ces dernières années et qui présente des rapports particulièrement étroits avec cette hérédité nerveuse et arthritique que l'humanité se transmet chaque jour plus profonde, de génération en génération.

Presque tous les auteurs qui se sont occupés de l'entéro-colite pseudo-membraneuse ont noté toujours l'arthritisme et le nervosisme héréditaires.

Certains même, et parmi eux de Langenhagen, considèrent l'entéro-colite comme un véritable stigmate de la diathèse neuro-arthritique, et cela explique la fréquence grandissante de l'entéro-colite, qui suit en cela le mouvement ascensionnel du neuro-arthritisme. Cela explique aussi la production d'ouvrages si nombreux en ces dernières années sur cette question toute d'actualité.

L'idée essentielle que nous nous proposons de dégager de ce travail, s'explique par le titre même que nous avons cru devoir définitivement adopter. Il nous a paru préférable à celui de « Formes fébriles de l'entéro-colite pseudo-membraneuse », auquel nous avions songé tout d'abord. Il n'existe pas uniquement en effet des formes aiguës, mais aussi des poussées fébriles de l'entéro-colite chronique, ces dernières même plus fréquentes que les premières.

Et cette conception nous a conduit à la division de cette thèse en deux grands chapitres nécessaires pour la compréhension du sujet.

Dans le premier nous nous attacherons à montrer l'existence de l'entéro-colite primitivement fébrile, dans le second nous aurons en vue les fièvres secondaires au cours d'une entéro-colite chronique et généralement apyrétique.

Un chapitre spécial sera consacré aux formes infantiles de l'entéro-colite pseudo-membraneuse fébrile.

---

# HISTORIQUE

Van Swieten, l'un des premiers, signale l'entéro-colite pseudo-membraneuse. Il rapporte le cas de l'ambassadeur de Charles-Quint « qui après six ans de maladie, rendit par l'anus, à la suite d'un lavement irritant, un corps dur, creux, long de 1 pied, et que le malade croyait être une partie de son intestin ».

Après lui Morgagni, dans sa trente et unième lettre sur les flux du ventre, signale la présence de glaires et de fausses membranes dans les matières de certains malades, mais il ne mentionne pas de cas fébriles.

Il faut arriver à Gendrin pour rencontrer le mot fièvre dans une description d'entéro-colite.

Dans son *Traité philosophique de médecine pratique*, il intitule un de ses chapitres « Des fièvres dyspeptiques », et il y fait entrer le passage suivant qui ne peut se rapporter qu'à cette affection :

« Le mucus déposé sur la paroi intestinale acquiert parfois une assez grande densité pour former des concrétions d'apparence pseudo-membraneuse qui sont excrétées avec les selles. Elles enveloppent parfois comme un fourreau les matières fécales. »

Après Gendrin, Merland de Chaillé nous décrit des malades qui présentent d'abord une fièvre légère ; la langue blanchit, l'appétit se perd, les forces diminuent, et après plusieurs jours de ce malaise, le malade rend par l'anus des productions gélatineuses membraniformes.

De nos jours, la plupart des auteurs ont signalé des cas fébriles de cette affection, mais sans y attacher toutefois une grande importance.

Potain signale des crises aiguës fébriles dans ses relations sur l'entéro-colite. Mathieu décrit des cas où le pouls s'accélère et où l'on observe un léger mouvement fébrile.

De Langenhagen parlant des crises paroxystiques qui éclatent au cours d'une entéro-colite chronique, dit que ces crises sont généralement apyrétiques. Il reconnaît pourtant que cette règle souffre quelques exceptions.

Dans certains cas la température atteint 39 degrés et même 40 degrés. L'erreur avec la dothiénentérie peut alors, comme nous le verrons par la suite, être facilement commise.

Hutinel et Comby prétendent que cette forme s'observerait fréquemment chez les enfants, s'accompagnant d'un état gastrique avec état saburral prononcé.

M. le professeur Weill montre qu'il existe souvent, dans l'entéro-colite aiguë, de la fièvre et de l'abattement.

Des thèses nombreuses ont paru ces dernières années sur cette affection. La plupart de leurs auteurs admettent des cas fébriles, dus toujours selon eux à une infection secondaire. Mentionnons en passant les travaux de Vouzelle, de Vorbe, d'Izoard, de Carret, la thèse d'Isaac qui n'accorde qu'une place bien effacée à l'entéro-colite fébrile. Il admet une forme bénigne atténuée de l'entéro-colite, puis une forme commune, enfin une forme grave dans laquelle il fait rentrer une forme à paroxysme fébrile. Il reconnaît pourtant l'existence de cas où l'entéro-colite peut simuler l'évolution d'une fièvre typhoïde et affecter le type d'une véritable maladie infectieuse. Enfin la thèse de Froussard qui signale de nombreux cas fébriles de l'entéro-colite pseudo membraneuse. En 1900, G. Lyon, dans sa *Monographie sur l'entéro-colite*, admet des cas pyrétiques où cette affection simule la dothiénentérie et en publie même une observation.

Malgré ces travaux nombreux et remarquables, qui ont été produits ces dernières années sur l'entéro-colite pseudo-membraneuse, il semble que l'on ne se soit pas assez occupé à rechercher les formes fébriles de cette maladie et à essayer d'en donner une explication satisfaisante.

M. le professeur Teissier ayant constaté dans maintes circonstances l'élévation thermique, au début même ou au cours d'une entéro-colite, nous a suggéré les recherches auxquelles nous nous sommes livré.

N'y a-t-il pas en effet une grande importance à connaître ces formes au point de vue du diagnostic parfois très difficile avec un si grand nombre d'affections, particulièrement épineux avec la fièvre typhoïde et l'appendicite.

Que de fois le diagnostic de dothiénentérie a-t-il été porté par des médecins en présence d'une poussée aiguë fébrile d'entérite pseudo-membraneuse, que de fois l'erreur a-t-elle été commise avec l'appendicite, au point que des praticiens ont proposé l'intervention chirurgicale ! Combien grand était leur étonnement en voyant l'appendice absolument normal, exempt de la moindre inflammation.

G. Lyon, parlant du diagnostic différentiel de l'entéro-colite pseudo-membraneuse, avait déjà signalé ces erreurs et insisté sur la difficulté d'interprétation que présentent ces accès fébriles. Le tableau devient dans ces cas, dit-il, celui d'une véritable infection simulant la fièvre typhoïde, quoique le séro-diagnostic et l'examen des selles doivent éclairer le médecin. Du reste, l'étude de ces formes cliniques de l'entéro-colite pseudo-membraneuse nous semble présenter encore, en dehors de son importance au point de vue du diagnostic, un intérêt capital au double point de vue de la pathologie générale et de la physiologie, car elle touche à un chapitre qu'il serait fort intéressant de résoudre : « l'influence des affections de l'intestin ou des réflexes intestinaux sur la régulation de la température centrale », chapitre sur lequel les données actuelles sont particulièrement obscures, et qui nous arrêtera quelque temps dans la suite de cette étude.

---

# CHAPITRE PREMIER

## LES FIÈVRES PRIMITIVES DE L'ENTÉRO-COLITE

Il nous paraît nécessaire, tout d'abord, de rappeler en quelques mots, la symptomatologie normale de cette affection. Nous serons bref sur cette question, des descriptions fort détaillées ayant paru ces dernières années sur l'entéro-colite pseudo-membraneuse. C'est une affection généralement apyrétique et chronique. Elle est précédée d'un certain état neurasthénique au sens primitif du mot (α privatif), c'est-à-dire d'un certain état nerveux asthénique propre aux arthritiques.

Cet état nerveux, non neurasthénique au sens clinique du mot, s'accompagne d'un état gastro-intestinal secondaire ; état gastrique d'abord (hyperchlorhydrie, degré léger de sténose pylorique ; légère dilatation consécutive à cette sténose).

Cet état gastrique se complique secondairement d'un état intestinal qui n'est autre que l'entéro-colite muco-membraneuse et qui peut revêtir deux formes :

1° Forme sèche purement membraneuse ;

2° Forme muco-membraneuse proprement dite.

Ces deux formes ayant comme cosymptôme la constipation, qui est toutefois beaucoup plus absolue pour la forme sèche.

Les muco-membranes constituent le signe caractéristique de l'affection. Elles revêtent trois types décrits par G. Sée :

Le type amorphe, le type membraneux et le type mucilagino-gélatineux.

Les douleurs existent dans tous les cas d'entéro-colite, mais elles revêtent des modalités fort diverses, en ce qui concerne leur caractère, leur acuité, leur siège et le moment de leur apparition.

Tels sont les symptômes essentiels : constipation, douleurs, expulsion de fausses membranes. Parallèlement à eux existent des symptômes accessoires que nous étudierons en partie dans la suite, et dont les plus importants sont les troubles gastriques, les déterminations buccales, hépatiques, les troubles cardiaques, respiratoires, nerveux et génito-urinaires.

Tous ces symptômes peuvent coexister, mais l'un ou plusieurs d'entre eux peuvent faire défaut, les symptômes cardinaux ne manquant jamais.

La diarrhée, toutefois, peut dans certains cas remplacer la constipation, particulièrement dans l'entéro-colite à forme tuberculeuse.

Cette constipation s'accompagne de parésie intestinale et alors se produit de la coprostase, en particulier dans le cæcum et le gros intestin. Si la coprostase est négligée, il peut y avoir hypervirulence du coli-bacille, phénomènes d'auto-infection (subictère, hypertrophie légère du foie). La fièvre s'allume, due à l'infection coli-bacillaire ou à d'autres agents pathogènes. Cette fièvre peut exister d'emblée et donner alors à la maladie une allure d'infection primitive.

Nous sommes, dans ces cas, en présence d'infections

de nature indéterminée, mais indéniables du fait de leur évolution.

En pleine santé apparente, souvent chez des sujets indemnes jusqu'alors de troubles gastro-intestinaux, éclate une entéro-colite accompagnée du cortège symptomatique d'une véritable maladie infectieuse.

Il est des cas plus nombreux, il est vrai, où cette marche infectieuse de la maladie a été précédée de troubles variés du côté de l'intestin (diarrhée, constipation), mais ces troubles ont été parfois si éphémères et de si courte durée qu'on ne saurait en tenir aucun compte et qu'on serait en droit de regarder ces cas comme des infections primitives.

Ces formes, que nous pouvons appeler les formes fébriles proprement dites de l'entéro-colite, revêtent des types différents que nous allons classer de la façon suivante :

1° Entéro-colite précédant le rhumatisme articulaire aigu ou alternant avec lui.

2° Entéro-colite simulant la fièvre typhoïde;

3° Entéro-colite simulant l'appendicite ;

4° Forme tuberculeuse de l'entéro-colite.

### 1° Entéro-colite précédant le rhumatisme articulaire aigu ou alternant avec lui.

Nous nous occuperons tout d'abord d'un type d'entéro-colite aiguë, plus fréquent qu'on ne le pense généralement, car on néglige le plus souvent, à tort semble-t-il, de le rechercher.

Nous voulons parler de l'entéro-colite aiguë fébrile primitive, constituant la première phase du rhumatisme articulaire aigu et cédant à l'apparition des poussées articulaires.

Cette préexistence de l'entéro-colite dans le rhumatisme articulaire aigu n'est pas toujours très nette, mais on note souvent un rapport indiscutable entre ces deux affections, qui alternent alors d'une façon caractéristique.

Quelle explication donner de ces cas? Est-ce là coïncidence fortuite, ou, au contraire, faut-il admettre un lien entre l'entéro-colite et le rhumatisme?

Nous nous arrêtons à cette dernière hypothèse pour la raison suivante :

Le bacille d'Achalme et le diplocoque de Triboullet, qui sont regardés aujourd'hui comme les agents du rhumatisme articulaire aigu, sont les hôtes habituels du tractus intestinal, au même titre que les éléments bactériens de Thiroloix et de Thiercelin.

Lasègue fait jouer à ces microbes un rôle dans la pathogénie de l'angine ; Desnos, dans celle de l'œsophagite. N'est-il pas naturel aussi, avec Besnier et Homolle, d'appliquer ces notions à l'interprétation de l'entéro-colite pseudo-membraneuse ?

Les observations personnelles de M. le professeur Teissier sont concluantes à cet égard, et ne laissent aucun doute sur le trait d'union entre ces deux affections, soit que l'entéro-colite précède l'arthropathie ou alterne avec elle. Trois observations nous ont semblé suffisantes pour montrer ce rapport. Nous eussions pu en produire davantage, M. le professeur Teissier en ayant observé un certain nombre.

M. le professeur Weill en a vu deux cas, compliqués d'insuffisance aortique et de rhumatisme articulaire aigu.

On a observé aussi l'entéro-colite concomitante à l'aortite abdominale.

Weintrand et Schlesinger ont fait ressortir le rôle indéniable de l'auto-intoxication gastro-intestinale dans la production de l'œdème aigu des rhumatisants.

Les poisons du tube digestif produiraient à la longue différents troubles trophiques. Parmi ceux-ci, les plus intéressants portent sur le système osseux. M. Bouchard a montré la fréquence des nodosités des deuxièmes phalanges dans la dilatation de l'estomac. Les accidents peuvent aller plus loin, et chez les jeunes sujets tout le squelette est pris, c'est le rachitisme.

On peut rapprocher de ces faits les arthropathies dela dysenterie ou des gastro-entérites, signalées par Kostol. Bouchard a observé un malade qui, à la suite d'une simple diarrhée saisonnière, présenta une tuméfaction douloureuse des extrémités osseuses des deux genoux.

En même temps, aux articulations métacarpo-phalangiennes de l'index et du médius de la main gauche, se produisit progressivement une hypertrophie des épiphyses, qui, au bout de trois mois, se traduisit par une saillie facilement appréciable à la vue.

Dans ce cas particulier, l'auto-intoxication gastro-intestinale semble jouer un rôle prépondérant ; mais dans les cas d'entéro-colite primitive donnant naissance à un rhumatisme articulaire aigu, l'infection au contraire, semble être en cause, et son point de départ paraît bien être sur le tractus intestinal.

Or, cette opinion concorde avec la théorie infectieuse du rhumatisme articulaire aigu, qui admet que l'invasion du rhumatisme a son origine dans le tube intestinal.

Ces bacilles d'Achalme et de Triboullet, hôtes normaux de l'intestin, profiteraient d'une irritation intestinale quelconque, due le plus souvent à la coprostase, détermineraient une poussée aiguë d'entéro-colite pseudo-membraneuse. Ils passeraient ensuite à travers les parois intestinales pour aller se fixer sur diverses articulations.

Dans certains cas typiques, la dernière glaire intestinale serait expulsée avec l'apparition des arthropathies.

Dans d'autres, au contraire, il y aurait un continuel balancement entre ces deux affections, les poussées d'entéro-colite alternant avec les poussées articulaires du rhumatisme.

Et cette migration des bacilles d'Achalme et de Triboullet à travers les parois intestinales se ferait de la même manière que la migration du coli-bacille à travers les parois intestinales d'abord, vésicales ensuite, et nous verrons que ces déterminations vésicales de l'entéro-colite sont très fréquentes, aussi bien au cours de l'entéro-colite aiguë où les urines simulent les urines des typhiques, qu'au cours de l'entéro-colite chronique où elles affectent plutôt les caractères des urines des hystériques.

Nous donnons trois observations où l'entéro-colite coïncide avec le rhumatisme articulaire.

Dans la première, la poussée d'entéro-colite précède nettement l'arthropathie, et cède pour faire place immédiatement aux localisations articulaires.

Dans les deux autres, les poussées d'entéro-colite et de rhumatisme articulaire aigu alternent ou sont concomitantes.

## OBSERVATION I (inédite).

(Service de M. le professeur Teissier, Hôtel-Dieu.)

*Rhumatisme articulaire aigu précédé d'une poussée fébrile d'entéro-colite pseudo-membraneuse.*

Jeanne S..., vingt-trois ans, cuisinière.

Entrée le 19 février 1894.

Père âgé de cinquante-trois ans, bien portant.

Mère également bien portante ; deux frères et une sœur en bonne santé. Grand'mère maternelle très rhumatisante. Réglée à douze ans, toujours très régulièrement. La malade n'a pas d'antécédents pathologiques. Elle travaillait beaucoup et était fréquemment exposée à l'humidité (elle lavait les parquets et les escaliers de la maison). Son affection actuelle a débuté, il y a trois semaines environ, par de violentes coliques accompagnées de ténesme, de selles rares, sanglantes et glaireuses. T. = 38°5. Au bout de huit jours ces phénomènes intestinaux disparaissaient, et la malade fut immédiatement prise de douleurs et de fluxions articulaires, qui se localisèrent successivement dans l'épaule gauche, le poignet du même côté, puis dans la hanche et le cou-de-pied droit.

Actuellement, la malade est très abattue, inappétence complète, un peu de constipation. Langue saburrale, urines déposant abondamment et légèrement albumineuses.

Les phénomènes douloureux ont beaucoup diminué d'intensité ; ils ne siègent plus que dans l'épaule gauche et la hanche droite, qui ne sont pas manifestement gonflées. Les autres articulations sont saines.

Rien au cœur, sauf un peu de prolongation du premier bruit, qui par intervalles est un peu soufflant.

Rien aux poumons.

Depuis le début de son affection, elle éprouve quelques douleurs en urinant, et a eu quelques pertes blanches.

## OBSERVATION II (inédite).

(Service de M. le professeur Teissier. Hôtel-Dieu.)

*Entéro-colite fébrile. — Rhumatisme. — Métrite.*

Marie-Amélie S., trente et un ans, brodeuse.

Entrée le 23 juin 1900.

Sortie le 6 décembre 1900.

*Antécédents héréditaires.* — Père mort à quatre-vingt-un ans, avait des rhumatismes.

Mère âgée de plus de soixante ans, oppressée habituellement.

*Antécédents collatéraux.* — Une sœur peut-être atteinte d'une maladie de poitrine.

*Antécédents personnels.* — A eu quatre grossesses. La deuxième se termina par une fausse couche. Les autres allèrent à terme. La dernière, il y a quatre ans fut pénible, s'accompagna d'hémorragies. La malade eut de l'albuminurie, qui persista après sa grossesse. A eu deux enfants bien portants, en a perdu un d'une broncho-pneumonie. Réglée régulièrement.

A l'âge de seize ans, elle eut pendant un an des crises gastralgiques très vives. Pas d'hématémèses. Il y a six ans, pleurésie droite non ponctionnée, guérie au bout de trois semaines. Après sa pleurésie, elle eut des douleurs vagues dans les membres.

Il y a un mois qu'elle est de nouveau fatiguée. Elle a eu des arthralgies au niveau de la hanche droite, du genou droit, de la cheville, et enfin de l'épaule gauche. Celle-ci persiste encore.

Elle ne s'accompagne d'aucun gonflement, la douleur est spontanée, non provoquée par des mouvements.

En outre, la malade éprouve depuis quelques jours une douleur en ceinture à la partie supérieure de l'abdomen.

Elle éprouve parfois des coliques, elle est très constipée et a remarqué dans ses selles des glaires et des fausses membranes. C'est pour ces phénomènes abdominaux qu'elle entre à l'hôpital.

*Actuellement*, la malade est un peu pâle, elle dit avoir notablement maigri ces derniers temps. La langue est humide.

Abdomen douloureux au niveau des hypocondres et de l'épigastre, ainsi que dans la fosse iliaque droite.

Aussi la palpation profonde est-elle impossible. Le foie n'est pas augmenté de volume. Pas de matité splénique. Rien au cœur dont la pointe bat dans le quatrième espace. Bruits réguliers, sans bruits anormaux.

Pouls régulier, accéléré, 100, de tension faible. Aux poumons en avant à droite, pas de modification bien appréciable de la sonorité ou des vibrations. A l'auscultation, obscurité nette de l'inspiration. Expiration un peu prolongée et bruyante. Voix plus retentissante.

En arrière, submatité à droite, sans rétraction appréciable, mais le sommet est sonore.

A l'auscultation, on note seulement un peu d'obscurité relative à droite.

Le crachoir est vide.

Urine : Pas d'albumine.

30 juin. — Durant la fin de juin la température oscille entre 37 degrés et 39 degrés.

1er juillet. — Matin 38°3 ; soir 38°2.

2 juillet. — Matin 37°5 ; soir 37°6.

3 juillet. — Matin 37°8 ; soir 38°4.

5 juillet. — La malade a des pertes abondantes, on la fait passer en chirurgie, salle Gensoul.

10 août. — Séro-diagnostic tuberculeux : faiblement positif à 1 pour 5.

18 août. — Rein mobile, à droite.

La malade revient de la salle Gensoul où elle a été traitée pour métrite chronique. Bon état général. Les douleurs articulaires ont à peu près disparu. La malade se plaint de tousser et d'un point de côté à droite.

Au sommet droit, submatité en arrière avec obscurité respiratoire

A la base droite, respiration irrégulière. Les creux sus et sous-claviculaires droits sont exagérés. Pas de modifications respiratoires en avant. Deux crachats sanguinolents il y a quelques jours.

21 août. — Au sommet droit, toujours un peu de submatité et d'obscurité respiratoire en avant et en arrière et un peu d'inspiration saccadée en avant. A certains moments, sibilances bronchiques au sommet droit.

Rien d'anormal au cœur.

22 août. — Pas de bacilles de Koch dans les crachats.

Pendant le mois d'août la température se maintient entre 37°1 et 38°2.

## OBSERVATION III

(Thèse de Froussard. Observation XXVI.)

*Entéro-colite avec poussées fébriles coïncidant avec des poussées articulaires du rhumatisme.*

Mme. M. C . , cinquante ans. Encore réglée. L'a toujours bien été. Tempérament nerveux. Arthritique.

Aucune maladie intéressante, surexcitation nerveuse.

Depuis 1873, névralgies occipito-frontales, douleurs à l'articulation temporo-maxillaire. Torticolis fréquent. Douleurs dans les articulations du coude, du poignet, des phalanges. Douleurs musculaires aux membres inférieurs. Craquements secs dans les articulations du cou-de-pied. La chaleur du lit, les temps froids et humides augmentent les douleurs.

Depuis treize ans, à l'approche du printemps, douleurs hypogastriques et pelviennes précédées de frissons. Parfois des épistaxis. La température monte à 38°5 ou 39 degrés. Les douleurs musculaires redoublent avec les douleurs abdominales. Après plusieurs jours de souffrance, le ventre se ballonne et après une longue période de constipation, la malade épuisée parvient à expulser, avec les matières fécales, des membranes, des tubes et des filaments muqueux.

### 2° Entéro-colite pseudo-membraneuse affectant le type d'une dothiénentérie.

Examinons maintenant les cas où l'entéro-colite simule l'évolution d'une fièvre typhoïde. Tantôt l'entéro-colite affecte d'emblée une forme typhoïde et survient au cours d'une parfaite santé, tantôt au contraire cette forme apparaît chez des malades atteints depuis longtemps d'entéro-colite chronique.

Dans un cas comme dans l'autre, les symptômes sont parfois si semblables à ceux de la fièvre typhoïde que bien des médecins s'y sont trompés, et qu'il faut un examen minutieux du malade pour éviter une erreur de diagnostic.

Témoin le cas fort intéressant que rapporte G. Lyon dans sa *Monographie sur l'entéro-colite pseudo-membraneuse*. Il fait le diagnostic d'entéro-colite chez un malade dont le médecin habituel avait diagnostiqué une dothiénentérie.

« Dans ce cas particulier, le tableau n'était certes pas celui d'une colite, mais bien d'une maladie infectieuse et générale ; les symptômes abdominaux étaient en partie masqués par les symptômes généraux, qui étaient ceux d'une pyrexie. Le malade avait des frissons répétés, des épistaxis. Dès le début la fièvre s'allumait. Le thermomètre marquait 40 degrés. Mais la marche de la fièvre n'avait pas les allures régulières qu'elle revêt dans la fièvre typhoïde : les rémissions du matin étaient notamment plus prononcées que dans la dothiénentérie et l'on n'observait pas la période d'augmentation avec courbe en escalier, ni la période de plateau. La langue était saburrale, l'anorexie absolue, la céphalalgie intense, la courbature généralisée. Il existait de l'insomnie. L'abdomen était météorisé. Pas de taches rosées. Il n'existait pas non plus de prostration, ni de stupeur. La diarrhée faisait songer à la fièvre typhoïde, mais le diagnostic se fit par l'examen des selles ; c'est en constatant des scybales et des fausses membranes dans les selles de ce malade que G. Lyon fit le diagnostic.

« Ce malade succomba un an plus tard, à la suite d'une paralysie de l'intestin, dernier terme de l'évolution de l'entéro-colite muco-membraneuse dont il était atteint depuis plus de vingt ans. Un de ses fils, âgé de douze ans, a été conduit récemment auprès de G. Lyon. Il venait d'être atteint de sa première crise d'entéro-colite muco-membraneuse. »

L'examen des selles est-il suffisant pour éviter l'erreur de diagnostic ? Non assurément, mais c'est un signe important sur lequel il est utile d'insister.

Dans la fièvre typhoïde existent de véritables selles diarrhéiques, tandis que dans l'entéro-colite on observe une fausse diarrhée. Au milieu du liquide expulsé, nagent en effet, en quantité plus ou moins grande, des scybales ovillées, aplaties, généralement enduites d'une couche de mucus ou de glaires.

Mais, outre ce signe, il en est d'autres qui peuvent éclairer le praticien sur le diagnostic différentiel de ces deux affections.

A côté des symptômes communs dans certains cas aux deux maladies (céphalée, épistaxis, état saburral de la langue, anorexie complète, aspect clinique des urines) il en est d'autres qui les différencient totalement, mais qui nécessitent un examen des plus attentifs.

Les phénomènes cérébraux sont beaucoup moins intenses dans l'entéro-colite que dans la fièvre typhoïde. Ici, il y a prostration, stupeur; là, abattement et lassitude, l'intelligence restant intacte.

Le pouls est dicrote dans la fièvre typhoïde, il ne l'est pas dans l'entéro-colite, les caractères de la diarrhée ne sont pas les mêmes dans les deux maladies, ainsi que nous venons de le voir ; la courbe de la température elle-même fournit des indications précieuses.

Période d'augmentation avec courbe en escalier, période de plateau à faibles rémissions matutinales dans la dothiénentérie, courbe moins caractéristique, à rémissions matutinales plus prononcées dans l'entéro-colite pseudo-membraneuse.

Dans la fièvre typhoïde, la rate est volumineuse, elle est le plus souvent normale dans l'entéro-colite ; le diagnostic se fait encore par l'apparition, vers le septième jour, de taches rosées lenticulaires dans la dothiénentérie, par la séro-réaction typhique, positive dans la fièvre typhoïde, négative ou douteuse dans l'entéro-colite.

Ajoutons à cela les troubles nerveux, plus prononcés généralement dans la fièvre typhoïde, et l'absence des fausses membranes, qui sont au contraire l'un des symptômes les plus caractéristiques de l'entéro-colite pseudo-membraneuse.

On voit par le tableau précédent que l'erreur peut être facilement commise si l'on n'est pas très prudent. Ne semble-t-il pas logique, en effet, de penser, en présence des symptômes du début, à la fièvre typhoïde. Comme dans la dothiénentérie, cette élévation thermique, cette invasion de l'organisation en pleine santé apparente, ne plaident-elles pas en faveur d'une maladie infectieuse primitive ?

Vouzelle pense qu'il s'agit là d'infections secondaires. Pour lui, la muqueuse de l'intestin irritée favorise les pénétrations microbiennes. Et alors, sous l'influence d'une cause adjuvante, écart de régime, surmenage, la pénétration s'effectue donnant lieu à une poussée intestinale aiguë.

Cependant, Vouzelle reconnaît que dans les crises à forme typhoïde, l'infection a envahi l'organisme tout entier :

« Il ne s'agit plus d'une entéro-colite aiguë, mais bien d'une maladie infectieuse générale. Le tableau est celui de la dothiénentérie. La fièvre existe, pouvant atteindre 39 et même 40 degrés, avec rémissions matutinales plus prononcées que dans la fièvre typhoïde. La langue est sale, la céphalalgie intense, la courbature généralisée. Les douleurs abdominales sont vives, particulièrement le long du trajet du gros intestin. Les débâcles de glaires et de fausses membranes alternent avec les périodes de constipation. »

Ces poussées aiguës ont une durée variable, de quelques jours à plusieurs semaines. Chez certains malades, ces poussées se rapprochent de plus en plus.

Vouzelle semble, ainsi qu'Isaac, n'admettre ces crises à forme typhoïde qu'au cours d'une entéro-colite chronique apyrétique, et pourtant cette observation d'entéro-colite aiguë, due à l'obligeance de M. le professeur Teissier, évoluant avec une symptomatologie, rappelant dans ses grandes lignes l'évolution d'une dothiénentérie à rechutes est apparue en pleine santé chez un sujet, neuro-arthritique il est vrai, mais à ce moment bien portant. Il en est de même de l'observation VI, due à l'obligeance du Dr de Langenhagen, et de l'observation personnelle d'un de nos camarades.

Malibran, parlant des cas fébriles, dit qu'il se produit parfois une entéro-colite aiguë, fébrile, intense et durable, dont le patient n'est délivré qu'au bout de plusieurs semaines, après avoir eu des symptômes de péritonisme.

Merland de Chaillé insiste sur le début brusque, avec fièvre, accélération du pouls, inappétence, courbature, rêvasseries, simulant la fièvre typhoïde.

Mathieu avait déjà insisté sur cette forme d'entéro-colite et en avait signalé quelques cas.

La forme grave dont il parle serait, pour Baraduc, l'apanage des herpétiques. Dès les premiers jours, elle prend une allure rapide. Elle n'est plus torpide comme la colite muco-membraneuse et s'accompagne de fièvre.

« Dans cette forme, dit Mathieu, il y a constamment des muco-membranes en plus ou moins grande quantité dans les selles, Les exacerbations successives sont séparées par des rémissions incomplètes. »

Ce processus morbide revêt donc les allures d'une maladie aiguë ; son caractère infectieux se traduit par l'apparition de la fièvre et l'altération rapide de l'état général.

Carret, dans sa thèse a décrit lui aussi ces formes fébriles simulant la fièvre typhoïde.

Voici la description qu'il en donne :

« Dans des cas plus intenses, des symptômes généraux apparaissent, la langue blanchit, l'appétit est perdu. A la période d'état, les douleurs sont très vives et siègent dans la fosse iliaque droite avec irradiation. Le ventre est ballonné, tendu, le pouls fréquent, la peau chaude, et la fièvre peut dépasser 39 degrés. Ce sont ces formes qui peuvent faire penser à la fièvre typhoïde, et on comprend qu'au début le diagnostic présente des difficultés. »

Isaac a décrit ces paroxysmes à forme typhoïde, mais il en fait des infections secondaires au même titre que ces formes fébriles, caractérisées par des accès de courte durée, rappelant les accès de la fièvre intermittente, ne durant que quelques heures et n'altérant pas l'état général du malade.

Et Isaac se demandant alors si la fièvre serait, dans ce cas, l'indice d'une infection primitive, conclut à la négative, du moins chez l'adulte. Il admet que chez l'enfant l'entéro-colite peut être primitivement fébrile et provoquer ensuite des phénomènes d'auto-intoxication. Dans la grande majorité des cas nous partageons cet avis, à savoir que l'entéro-colite n'est pas primitivement fébrile chez l'adulte, et que c'est le plus souvent au cours d'une entéro-colite chronique que nous voyons apparaître des poussées fébriles, consécutives à des fatigues ou à des écarts de régime, mais dans certains cas du moins, devons-nous faire quelques restrictions et admettre la fièvre comme symptôme initial d'une entéro-colite qui va évoluer dans le sens d'une dothiénentérie. Et que l'on n'objecte pas que ce symptôme fièvre est indépendant de l'entéro-colite ; car, au moment même des poussés fébriles, nous voyons les évacuations muco-membraneuses devenir particulièrement abondantes.

De Langenhagen admet l'existence de l'entéro-colite primitive, simulant une fièvre typhoïde.

Nous rapportons plus loin une observation qu'il a eu l'obligeance de nous transmettre.

### OBSERVATION IV (inédite).

(Due à l'obligeance de M. le professeur Teissier.)

Arthritisme héréditaire. — *Disposition ancienne aux troubles gastro-intestinaux. — Localisations synoviales du rhumatisme. — Fièvre typhoïde grave à vingt-deux ans.* — Poussée fébrile d'entéro-colite pseudo-membraneuse *ayant duré cinquante-sept jours et ayant simulé l'évolution d'une dothiénentérie à rechute, mais avec absence de phénomènes typhiques proprement dits (ni céphalée, ni diarrhée, ni taches rosées, ni augmentation de volume de la rate). — Fausses membranes vésicales concomitantes.* — Sérodiagnostic douteux.

M. X.... quarante-sept ans, docteur en médecine.

X..., appartient à une famille neuro-arthritique : une sœur affectée de rhumatisme vague avec agoraphobie, une autre atteinte de rhumatisme synovial avec rétraction de l'aponévrose palmaire. A eu lui-même une sciatique à l'âge de onze ans et des douleurs musculaires vagues qui ne l'ont jamais arrêté cependant. A eu à vingt-deux ans (1872), une fièvre typhoïde grave, constatée par plusieurs médecins et sur la nature de laquelle il ne saurait y avoir aucun doute. Depuis santé excellente, à cette exception près qu'à partir de vingt-cinq ans, sous l'influence du surmenage et d'une hygiène défectueuse (abus de tabac, repas irréguliers, veilles prolongées) X. ., présente à plusieurs reprises des crises prolongées d'ectasie gastrique avec réflexes variés (intermittences cardiaques ou vertiges) et des poussées d'entéro-colite glaireuse, poussées plus marquées à l'automne et au printemps, et s'accompagnant parfois d'une élévation passagère de la température centrale, 38 degrés à 38°5, mais auxquelles il n'avait pas prêté d'attention. En même temps, quelques manifestations rhumatismales erratiques ou à détermination intermittente sur les genoux, les épaules ou les gaines tendineuses, de préférence au niveau du cou-de-pied, où il existe à l'état permanent des craquements très perceptibles, avec des nodosités roulant sous le doigt. Ces poussées au niveau des synoviales périarticulaires étaient souvent fort douloureuses. Rhumatisme périodique avec inégalités de la crête des tibias très douloureux à l'exploration.

En 1895, une nodosité rhumatismale très douloureuse au toucher, à la partie interne du mollet droit ; pas de rétraction de l'aponévrose palmaire, mais à certaines époques, surtout au moment des changements de temps, callosités douloureuses du tissu cellulaire formant comme des sortes de bandes fibreuses sur le bord interne des deux index.

L'été de 1898 ayant été plus mauvais que de coutume, les fluxions rhumatismales sur les gaines des extenseurs des pieds ayant été aussi plus fréquentes que d'habitude, et s'étant accompagnées de céphalées nocturnes assez fréquentes et parfois de diarrhée avec grand sentiment de lassitude, le tout caractérisé par une sensation de malaise ou d'état fébrile suivi de crises de sudation, le 27 octobre au soir, en pleine santé apparente, X .. éprouve, en rentrant chez lui, un sentiment d'extrême fatigue, une céphalée frontale intense sans frisson, se met au lit, et après une nuit relativement bonne, se réveille le 28 octobre avec une température rectale de 38°7, qui tombe spontanément à midi à 38 degrés environ. Le mal de tête s'était calmé, et comme tout malaise il n'existait qu'une grosse nodosité rhumatismale au niveau de la face interne du tibia droit, et quatre ou cinq nodosités de même nature mais de volume moindre au niveau du cuir chevelu. Le soir, le thermomètre marque 38°2. Il n'y a pas eu de frissons. L'urine est normale comme constitution et comme quantité.

y a seulement des urates en grand excès.

Les deux jours suivants (29 et 30) rien de spécial, si ce n'est de la lassitude persistante, avec diminution sensible de l'appétit; mais l'alimentation solide ne détermine cependant aucun dégoût. Il existe toutefois un torticolis prononcé, avec sensibilité excessive de la région cervicale, et bien que ses occupations habituelles aient dû être suspendues, X..., peut cependant faire quelques pas au jardin et recevoir quelques visites.

Mais, à partir du 30 au soir, la température centrale semble subir une légère recrudescence; celle-ci va s'accentuant régulièrement les deux jours suivants, et, le 2 novembre au soir, X... éprouve, en se mettant au lit, une fièvre prolongée avec sentiment de dépression extrême. Le thermomètre marque 38°7.

Dès lors, les malaises, s'accusent d'une façon progressive (lassitude plus grande, anorexie, sentiment de brisement plus marqué), et, le 4 au soir, au dernier repas, où X..., pris de dégoût, se trouve dans l'impossibilité de manger, il se produit une légère épistaxis.

Dorénavant, le lit est gardé.

En présence de ces accidents, et surtout de la marche régulièrement ascensionnelle de la température depuis le début de la maladie, de la dépression marquée des forces, de l'état des urines qui se présentent avec les caractères cliniques de l'urine des typhiques avec ses trois disques superposés, d'albumine diffuse, de matières colorantes et de sels uratés, on songe à la Dothiénentérie, bien que les phénomènes céphaliques douloureux du début se soient dissipés, que la dépression soit moindre, et que le patient continue à lire sans fatigue dans son lit, de 7 h. 1/2 à 11 heures, s'occupe de ses affaires personnelles, dépouille son courrier et dicte sa correspondance. On institue le traitement par les lavements d'eau froide, la quinine, le benzonaphtol, et l'on prescrit une alimentation exclusivement liquide.

Le 8 novembre, semblant de défervescence ; état général bon en apparence, mais expulsion de larges fausses-membranes grisâtres, plusieurs lambeaux épais de 2 ou 3 millimètres et mesurant jusqu'à 7 ou 9 centimètres de longueur. La température est à 38°3. Les urines sont normales, et l'on n'y note plus qu'un large disque d'urates au-dessous de la zone des matières colorantes.

Jusqu'au 15 novembre, état stationnaire, la température rectale oscille en 37°8 le matin et 38°3 à 38°4 le soir. L'état général est bon, mais on sent que la fièvre persiste quand même ; il n'y a pas le sentiment de bien-être qui accompagne l'apyrexie.

A ce moment, le séro-diagnostic pratiqué par des expérimentateurs différents, donne des résultats douteux : absolument négatif un jour, il donne, à deux autres reprises, une ébauche d'agglutination, mais agglutination tardive et incomplète à 1/10.

Alimentation liquide absolue ; lait, bouillon maigre, tisanes diurétiques ; mais la diète liquide n'est pas très bien supportée ; elle entraîne de la dilatation avec pneumatose gastrique, et surtout une toux coqueluchoïde intense, incessante, extrêmement pénible, mais sans aucun râle à l'auscultation.

17 novembre. — Légère recrudescence de la fièvre. Le matin, le thermomètre marque 0°10 de plus que la veille au soir, et il va se maintenir cinq jours à un taux presque stationnaire, entre 38°4 et 38°7.

Le pouls est à 96 ou 104. Les urines redeviennent rares, foncées, et redonnent avec l'acide nitrique la réaction clinique habituelle des urines typhiques. On constate en même temps, flottant dans le liquide, clair d'ailleurs à l'émission, des débris de membranes vésicales, pellicules vésicales dont quelques-unes ont la dimension et la largeur de l'ongle du pouce.

En même temps, nouvelle élimination abondante de membranes intestinales, grisâtres, épaisses, non sanguinolentes en apparence.

Examinées pourtant histologiquement, au laboratoire de la clinique de la Charité, à Paris, on y trouve des globules rouges, avec quelques débris épithéliaux, surtout de l'épithélium glandulaire. Mais elles paraissent constituées en grande partie de mucus pur.

Alors, tout en continuant la médication générale par le naphtol, la quinine et les laxatifs, et en s'en tenant toujours à l'alimentation lactée, à laquelle on ajoute quelques œufs, on essaie de l'entéroclyse. Mais celle-ci est mal supportée : outre qu'elle provoque de la douleur et une sensibilité persistante de l'intestin, elle réveille la température, qui au bout de quatre jours remonte progressivement à 39 degrés.

Une nouvelle épreuve de séro-réaction donne toujours des résultats douteux ; c'est à peine si, au bout d'une demi-heure, il se produit quelques amas à un cinquième, un grand nombre de bacilles conservant leur mobilité.

Alors, renonçant définitivement à l'idée d'une dothiénentérie même à forme anormale, et estimant que l'élévation de la température rectale peut en partie dépendre d'une circulation locale plus intense, on autorise le patient à quitter le lit et à passer quelques heures sur la chaise longue, comme à recourir à une alimentation plus substantielle. La température s'abaisse malgré cela d'une façon sensible, sans toutefois atteindre encore l'apyrexie.

Il existe souvent plus d'un degré de différence entre la température rectale et la température axillaire. (Voir la courbe.)

Une dernière recrudescence thermique, très passagère il est vrai, se produit du 16 au 19 décembre, mais cette fois sans altération appréciable de l'urine autre que l'apparition de quelques débris pelliculaires dans le liquide, d'aspect et de quantité absolument normal.

Et, à partir du 25, une défervescence régulière s'étant produite, l'évolution définitive vers la convalescence se fait. Celle-ci n'est interrompue par aucun incident spécial, si ce n'est deux ou trois poussées de vertige giratoire survenant au milieu de la nuit à la suite de l'ingestion d'une tasse de bouillon américain mal dégraissé.

Il n'y a plus de membranes dans les selles. Avec la dernière glaire sanguinolente a disparu le dernier accès de toux, qui allait parfois jusqu'à entraîner des nausées et de véritables régurgitations.

Mais jusqu'à la fin de janvier, d'énormes décharges d'urates se montrent dans les émissions d'urines du milieu du jour principalement; ces dépôts, spontanément précipités au fond du verre à expérience, en occupent parfois le quart. Ces décharges sont, du reste, le signal d'un amaigrissement important, qui peut être évalué à 20 kilogrammes environ.

L'évolution de la maladie, convalescence comprise, avait duré environ trois mois.

En résumé, cette longue observation nous montre une évolution fébrile de plus de cinquante-sept jours, rappelant dans ses grandes lignes l'évolution d'une dothiénentérie à rechute, mais sans qu'entre les trois principales recrudescences fébriles, l'apyrexie complète ait été réalisée.

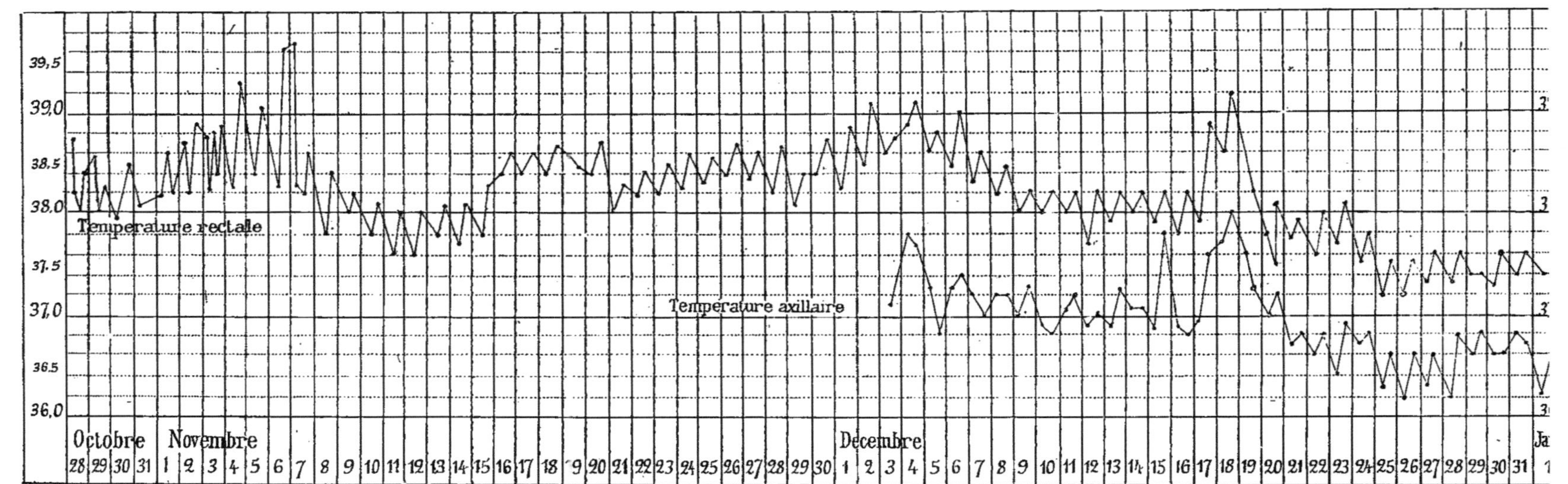
39,5
39,0
38,5
38,0
37,5
37,0
36,5
36,0
Temperature rectale
Temperature axillaire
Octobre
Novembre
Decembre
28 29 30 31 1 2 3 4 5 6 7 8 9 10 11 12 13 14 15 16 17 18 19 20 21 22 23 24 25 26 27 28 29 30 1 2 3 4 5 6 7 8 9 10 11 12 13 14 15 16 17 18 19 20 21 22 23 24 25 26 27 28 29 30 31 1

Elle s'en rapproche encore par l'invasion plutôt lente, l'épistaxis du début et les phénomènes dépressifs qui l'ont accompagnée, par l'aspect clinique des urines à certains moments.

Mais elle s'en distingue par l'absence de phénomènes cérébraux, de diarrhée, d'exanthèmes abdominaux, de phénomènes pulmonaires congestifs, de dicrotisme du pouls, d'augmentation du volume de la rate, de séro-diagnostic nettement positif, et surtout par l'élimination de fausses membranes intestinales et des phénomènes réflexes accompagnant cette élimination : vertiges et surtout quintes de toux, presque coqueluchoïdes, qui ont cédé avec l'expulsion de la dernière glaire intestinale.

Cette observation nous révèle en outre, la présence de troubles du côté de l'urine. Il n'est pas inutile à ce propos de dire un mot *des troubles vésicaux* que l'on trouve souvent associés à l'entéro-colite pseudo-membraneuse. Dans ce cas, la bactériurie semble être nettement la conséquence des phénomènes locaux et généraux auxquels elle est associée.

Filatoff et Clopatt ont observé la coli-bactériurie chez des enfants atteints d'entéro-colite pseudo-membraneuse. Ils citent entre autres le cas d'une petite fille de cinq ans atteinte d'entérite pseudo-membraneuse accompagnée de poussées fébriles et dont les urines contenaient quelques globules de pus et de très minces pellicules.

Ne pouvons-nous rapprocher ces faits de ceux contenus dans cette observation où nous avons noté également la présence de pellicules flottant dans les urines ?

Krogius, en 1894. cite le cas d'un homme de cinquante-deux ans, dont l'agent de la bactériurie était le coli-bacille et chez qui on notait des troubles gastro-intestinaux et des poussées fébriles.

Les coli-bacilles, redoublant de virulence au cours d'une entéro-colite muco membraneuse présentant des crises aiguës, passeraient du rectum dans l'urètre postérieur par invasion indirecte. C'est la bactériurie, où les microbes sont transportés par les vaisseaux sanguins ou lymphatiques et arrivent sous l'épithélium vésical qu'ils traversent pour tomber dans le réservoir urinaire.

OBSERVATION V (inédite, personnelle, résumée).

*Poussée fébrile d'entéro-colite pseudo-membraneuse survenue en pleine santé.*

X., vingt-trois ans, médecin aide-major de 2e classe, au Val-de-Grâce.

*Antécédents héréditaires.* — Nuls.

*Antécédents personnels.* — Diphtérie à cinq ans.

Fièvre typhoïde à quatorze ans.

Le sujet n'a jamais présenté de troubles digestifs.

20 avril 1901. — En pleine santé apparente, il est pris au réveil de frissons, de diarrhée et d'une céphalalgie intense. Le thermomètre accuse une température de 39°2. Ces malaises subsistent deux jours, avec dépression générale des forces.

A partir du 22, crises de coliques assez violentes se reproduisant toutes les demi-heures environ, et amenant un ténesme rectal violent et impérieux, aussi bien nocturne que diurne, suivi de l'expulsion de matières fécales peu abondantes, recouvertes de muco-membranes avec glaires sanguinolentes.

Pendant cette période, la température se maintient à 38 degrés, avec langue un peu saburrale mais conservation de l'appétit. Le malade apporte seulement quelques modifications dans son régime; alimentation modérée, boissons (eau), pas de légumes. Antisepsie intestinale avec quelques cachets de benzonaphtol et de sous-nitrate de bismuth.

L'affection se termine subitement, sans aucune transition, le 27 avril. Les fonctions intestinales reprennent leur cours habituel.

*Remarque.* — Cette poussée fébrile, survenant en pleine santé apparente, peut être un accident isolé au cours de la vie, mais comme le sujet est jeune, il sera fort intéressant de le suivre pour voir si cet accident, isolé jusque-là, ne sera pas suivi d'accès répétés, capables de préparer le terrain à une entéro-colite chronique.

## OBSERVATION VI (inédite, résumée).

(Due à l'obligeance de M. le Dr de Langenhagen.)

*Entéro-colite pseudo-membraneuse à forme fébrile primitive simulant une dothiénentérie Neurasthénie.*

M. B..., vingt-deux ans. Etudiant en pharmacie. Toulouse. Généralement très bonne santé, appareil digestif en bon état, pas de constipation.

En fin mai 1901, début brusque par fièvre, frisson intense, vomissement pendant un jour, au bout de deux jours céphalée très violente; quatre jours après, selles mélangées de muco-membranes, alternatives de constipation et de diarrhée. La période aiguë a duré une quinzaine de jours, mais les troubles gastro-intestinaux ont persisté, coliques, ballonnements, pesanteur, gaz, renvois, diarrhée (trois à quatre selles par jour) et expulsion de muco-membranes. En outre, il s'est développé un état neurasthénique prononcé, fatigue, incapacité de travail complète, amnésie, céphalalgie presque constante.

A l'examen (30 juillet 1901) atonie intestinale d'intensité moyenne, pas de spasmes, dilatation d'estomac (clapotage un peu au-dessous de l'ombilic). Rien au foie, au rein, au cœur.

Mucosités, glaires, membranes rendues en abondance pendant le traitement thermal, qui a amené une modification assez notable dans l'état général (nerveux), peu marqué dans l'état gastro-intestinal.

Pas de nouvelles depuis le moment du départ.

## OBSERVATION VII (inédite).

(Due à l'obligeance de M. le Dr Mazeran).

*Poussée pseudo-typhique d'entéro-colite pseudo-membraneuse éclatant au cours d'une constipation chronique.*

J. H..., vingt-cinq ans, avocat à Paris.

*Hérédité arthritique.* — Père atteint de dyspepsie gastro-intestinale, un frère atteint d'une entérite chronique à forme diarrhéïque. Rougeole, varicelle et fièvre typhoïde dans l'enfance. Bonne santé habituelle. Constipation légère de temps en temps.

Il y a trois ans (juin 1898) à la suite d'un accident traumatique, un anthrax se développe et en même temps la constipation se révèle opiniâtre, on fait usage contre elle de cascarine.

Durant l'année 1899, persistance avec augmentation de la constipation sous l'influence de l'abus immodéré des purgatifs, d'une vie trop sédentaire, d'une mauvaise alimentation et d'un excès de travail intellectuel.

Brusquement (25 juillet 1899) sous l'influence d'un refroidissement, céphalée intense, épistaxis. T. = 39°5. Pouls rapide à 120. Langue sèche, saburrale, très étalée, recouverte d'un enduit grisâtre et fétide.

A ce moment, la constipation est des plus opiniâtres. Sous l'influence des lavements d'huile, rejet de scybales noires, très dures, avec quantité de glaires et de fausses membranes apparaissant pour la première fois.

Cet état aigu dure un mois, la fièvre persiste pendant vingt jours. Elle tombe à la normale en lysis. En même temps s'établit une toux sèche, brève et pénible, sans que l'on puisse savoir si l'auscultation révélait quelque chose.

L'amaigrissement qui a suivi cette période fut de 8 kilogrammes. Sous l'influence du régime, de l'eau de Châtel-Guyon prise le matin à jeun, les accidents disparaissent, l'intestin fonctionne normalement et le malade engraisse.

En juillet 1900, la constipation reparaît et s'installe définitivement en même temps que les glaires et les fausses membranes se montrent à l'occasion d'un écart.

En juin 1901, brusquement, céphalée violente, 39°5. Langue saburrale. Débâcle glaireuse et membraneuse Cet état dure une semaine, puis, le 12 juin, la crise aiguë étant calmée, départ pour Châtel-Guyon.

Pendant toute la période de la cure, le malade s'est bien porté. Les nouvelles récentes sont les suivantes :

Suppression de la constipation, bon appétit, vie normale, plus de glaires.

Dans ces observations, le début n'a-t il pas une grande analogie avec celui d'une fièvre typhoïde, ne donne-t-il pas l'impression d'une maladie infectieuse ?

Le doute ne semble guère possible. Les crises d'entéro-colite aiguës, primitivement fébriles, sont indéniables.

Elles surviennent souvent, il est vrai, au cours d'une

entéro-colite chronique, mais dans certains cas pourtant, elles éclatent en pleine santé, et c'est alors l'entéro-colite chronique qui leur succède, comme cela s'observe chez l'enfant, qui fait plus facilement que l'adulte de l'entéro-colite fébrile ; mais chez lui, comme parfois chez l'adulte, l'entéro-colite chronique succède à cette infection primitive.

## III. **Formes appendiculaires de l'entéro-colite**

Il est permis tout d'abord, de se demander s'il existe un rapport entre l'appendicite et l'entéro-colite. La question a été maintes fois posée par les auteurs, qui l'ont résolue tantôt dans un sens, tantôt dans l'autre.

Potain et Bottentuit nient la coïncidence de l'appendice et de l'entéro-colite.

Sur 460 cas d'entéro-colite, Bottentuit a vu une seule fois survenir l'appendicite à titre de complication. Dieulafoy, sur 53 cas d'entéro-colite, n'a jamais observé l'appendicite. Albert Robin admet une origine commune à ces deux affections dont il fait une manifestation ultime de certaines dyspepsies. Hutinel a vu souvent chez les enfants l'appendicite compliquer l'entéro-colite. Enfin Vorbe, dans sa thèse, réunit 32 observations où l'appendicite était consécutive à l'entéro-colite pseudo-membraneuse. G. Lyon se range à cette opinion. Sur 5 cas d'appendicite, il cite 2 cas où l'entéro-colite existait précédemment. Souvent le diagnostic devient très délicat, soit que la crise pseudo-appendiculaire apparaisse en pleine santé, soit qu'elle éclate au cours d'une entéro-colite chronique apyrétique.

Les symptômes du début rappellent à s'y méprendre ceux d'une appendicite. Il existe des vomissements, le ventre se météorise, la fièvre s'allume. Le thermomètre atteint 39 degrés et même 40, le pouls est petit et fréquent, le facies grippé. La constipation est opiniâtre. Qu'à côté de ces symptômes généraux le maximum de la douleur siège au point de Mac-Burney, et le diagnostic d'appendicite sera posé.

Nombre de malades ont été opérés, victimes d'erreurs de diagnostic de ce genre.

L'observation suivante, citée par Vouzelle, se rapporte à ce fait.

Le diagnostic d'appendicite ayant été posé chez un enfant, on fait la laparotomie. Au grand étonnement de l'opérateur, l'appendice était indemne ; mais en revanche le côlon ascendant et le cæcum étaient très épaissis ; un examen attentif du malade décela, quelques jours après, la présence d'abondantes muco-membranes dans les selles.

Et, dans le même ordre d'idée, Reclus cite le cas d'une femme de vingt-neuf ans ne présentant aucune altération du tube intestinal, qui eut la fâcheuse idée, pour se débarrasser d'oxyures vermiculaires dont elle souffrait, de s'administrer un lavement additionné de 50 centigrammes de sublimé. A la suite de cette médication, et bien qu'elle eût pris immédiatement après un grand lavement, cette jeune femme présenta des accidents graves d'entéro-colite avec expulsion de matières enrobées de mucus, de fausses membranes. Epreintes douloureuses. Etat général assez grave. Ces accidents se compliquèrent au bout de huit jours de tous les signes d'une pseudo-appendicite.

Pour de Langenhagen, l'appendicite vraie est d'observation rare au cours d'une entéro-colite, mais ce qui est fréquent ce sont les pseudo-appendicites (crises douloureuses à localisation iléo-cæcae), dues à l'entéro-colite.

Voici ce qu'il en dit dans la *Presse médicale* du 11 mai 1901 :

« On prend souvent, pour des appendicites, des crises douloureuses à localisation cæcale, si fréquentes dans la colite. Il est en effet, dans les habitudes de cette affection, de présenter un maximum d'intensité et souvent des poussées aiguës dans tel ou tel sigment du gros intestin, tantôt l'S iliaque, tantôt la partie médiane du côlon transverse ou l'un de ses coudes, tantôt enfin le cæcum ; dans ce dernier cas, le tableau ressemble beaucoup à celui de l'appendicite, et il n'y a souvent que l'opération qui, en permettant de se rendre compte *de visu* de l'organe atteint, puisse juger la question. »

Comment donc différencier ces deux affections et éviter une erreur de diagnostic ?

Certes, la généralisation peut se faire à l'appendice; mais alors, et toujours dans ce cas, le diagnostic se fera avec l'appendicite, par la présence de points douloureux spéciaux avec maximum aux deux angles du côlon transverse, ces deux points étant aussi douloureux que le point cæcal ou appendiculaire. Il existe, en outre, un trajet douloureux de tout le gros intestin.

Ces crises sont fréquentes particulièrement chez

l'enfant, qui réagit plus que l'adulte, et chez lequel on observe des symptômes très alarmants (fièvre, vomissements alimentaires, muqueux, bilieux, verdâtres, douleur prédominante au niveau du cæcum), rien ne manque et presque toujours l'on porte le diagnostic d'appendicite.

Mais l'entéro-colite n'a pas, comme l'appendicite, ce point nettement localisé de Mac-Barney, elle a une véritable surface douloureuse.

Une dernière recherche enfin doit être faite, qui éclairera bien souvent le diagnostic, il ne faut jamais la négliger, c'est le toucher rectal.

## OBSERVATION VIII

(Thèse de Froussard, obs. XX).

*Entéro-colite pseudo-membraneuse avec poussées fébriles simulant une appendicite. — Opération.*

M^me^ Pr., trente-six ans, ménagère.

Réglée à treize ans. De seize à dix-sept ans absence des règles, qui reparaissent ensuite régulièrement. A vingt ans, fièvre typhoïde, et, six mois après, accidents intestinaux imputables sans doute à une poussée aiguë d'entéro-colite muco-membraneuse. Un accouchement à terme, une fausse couche de deux mois. Quelques pertes blanches dans la suite, au moment des règles. En 1899, la malade a des troubles dyspeptiques très accusés avec une constipation opiniâtre, des fausses membranes et des glaires dans ses matières. Vers le commencement de décembre 1899, elle a des douleurs, des coliques de plus en plus vives dans le bas-ventre et dans le flanc droit.

19 décembre. — Les douleurs sont particulièrement fortes et pénibles ; elle n'a à ce moment ni fièvre, ni vomissements, ni

ballonnement du ventre, mais une constipation de plus en plus opiniâtre, avec selles accompagnées de fausses membranes.

Les douleurs cessèrent peu à peu, et il lui fut possible de reprendre ses occupations.

Vers le 6 mars 1900, les douleurs du flanc droit reparaissent avec une grande intensité, et s'accompagnent d'une forte constipation. Dans les rares selles, on trouve encore des membranes. Ni fièvre, ni péritonisme.

Un docteur diagnostique des coliques appendiculaires, fait mettre de la glace sur le ventre ; une amélioration étant survenue, il conseille l'opération. La malade entre alors à Lariboisière.

On constate un amaigrissement marqué, des parois abdominales flasques. La pression localisée au point de Mac-Burney éveille une douleur vive. La palpation de cette région permet de sentir une série de tuméfactions arrondies qui ne peuvent être rapportées à l'appendice, mais qui sont probablement dues à des matières siégeant dans le côlon ascendant. Rien du côté de l'utérus.

L'examen de l'appareil digestif permet de relever l'anorexie, la constipation persistante, des douleurs abdominales trois heures après le repas.

M. Tuffier pense qu'il ne s'agit que de troubles imputables à l'entéro-colite muco-membraneuse. Cependant il se décide à intervenir, devant l'insistance de la malade.

Opération. — Incision latérale de la paroi abdominale.

Dissociation du plan musculaire. L'appendice est trouvé complètement sain et n'est pas réséqué. Par contre, le cæcum paraît bourré de matières stercorales.

Les suites opératoires furent excellentes.

## Formes tuberculeuses de l'entéro-colite.

Rien ne semble, au premier abord, plus facile à différencier que l'entérite tuberculeuse et l'entéro-colite muco-membraneuse. Toutefois l'observation que nous présentons ici montre que le diagnostic n'est pas toujours aisé.

Chez la malade suivante on posa dès le début le diagnostic d'entéro-colite à forme fébrile, en se basant sur l'examen des selles, la douleur abdominale, l'acyclisme de la température, l'engorgement du gros intestin, les réflexes cardio-vasculaires si fréquents dans l'entéro-colite, enfin, sur le séro-diagnostic tuberculeux absolument négatif.

Et il est probable que dans ce cas particulier l'entéro-colite était primitive, et que cette typhlite tuberculeuse trouvée à l'autopsie s'était simplement greffée sur l'entéro-colite. L'entéro-colite avait préparé le terrain à l'évolution de la tuberculose. Chez l'enfant, l'entérite tuberculeuse affecte très fréquemment la forme entéro-colitique. Dans les selles on retrouve les muco-membranes caractéristiques. La terminaison est le plus souvent fatale.

### OBSERVATION IX (inédite).

(Service de M. le professeur Teissier, Hôtel-Dieu.)

*Entérite muco-membraneuse à forme fébrile. — Température acyclique avec augmentation sensible du volume de la rate. Réflexes cardio-vasculaires. — Dédoublement du deuxième bruit. — Engorgement marqué du gros intestin.*

*Pas d'albumine.*

*Séro-diagnostic tuberculeux négatif.*

Autopsie. — *Typhlite tuberculeuse. — Tuberculose pulmonaire discrète. — Adénopatie trachéo-bronchique.*

B..., Léontine, vingt-sept ans, domestique, née à Bourcia (Jura).

Entrée à l'Hôtel-Dieu le 27 février 1900.

Morte le 14 juillet 1900.

*Antécédents héréditaires.* — Père mort il y a dix ans, avec teinte jaune et diarrhée.

Mère, cinquante-cinq ans, bien portante.

*Antécédents collatéraux.* — Un frère et une sœur bien portants

*Antécédents personnels.* — Pas de maladies antérieures. Peut-être rougeole dans l'enfance. Vers quatorze ans, anémie très prononcée avec palpitations, traitée par les toniques.

La malade habitait alors la campagne.

Depuis deux ans, varices à la jambe gauche, très douloureuses, qui nécessitent le port d'un bas élastique. La malade ne tousse pas habituellement et n'a pas d'hémoptysies.

La menstruation est un peu irrégulière et douloureuse.

L'affection actuelle a commencé il y a environ un mois, avec des prodromes vagues de malaise général, de douleurs erratiques, puis la maladie se précipite.

Des frissons journaliers, accompagnés et suivis de douleurs abdominales généralisées, de congestion de la face, de céphalée, de diarrhée. Cette crise avait une durée variable. Les frissons duraient une heure environ et commençaient vers 5 heures du soir. La fièvre et la céphalée persistaient ensuite presque toute la nuit, mais les douleurs étaient plus intenses, augmentées par la digestion. Quand elles se fixent dans un hypocondre, le décubitus du côté malade calme la douleur. Ces crises, ordinairement quotidiennes, ont continué pendant un mois avec un peu d'amaigrissement.

La malade avait des intervalles de diarrhée et de constipation. Les selles étaient demi-molles ou liquides, sans ténesme, sans épreintes, au nombre de deux ou trois par jour. La malade renseigne mal sur leur aspect. Elle prit de la quinine et des antidiarrhéiques, mais la fièvre persistant, elle demanda son admission à l'hôpital.

A l'entrée, la malade a un facies qui est celui d'une personne en bonne santé. L'état général paraît bon.

L'amaigrissement, s'il a eu lieu, n'a pu que diminuer l'embonpoint. Léger subictère des conjonctives, les gencives sont décolorées. La malade accuse de l'obstruction des fosses nasales. L'appétit est perdu, la langue est saburrale, les digestions pénibles.

Peu d'éructations, quelques coliques.

La miction et la défécation se font bien, sans épreintes et sans ténesme. Le ventre est douloureux à la pression, surtout dans la fosse iliaque droite. Le cæcum et le côlon sont gros et ballonnés. Les selles sont jaunâtres, demi-molles, fétides ; on n'y trouve plus ni mucus, ni membranes.

Cœur normal, léger souffle méso-systolique à la région préventriculaire. Le premier bruit est un peu prolongé, le pouls est bon.

Aux jugulaires, souffles veineux. Foie normal. Hypertrophie légère de la rate.

Aux poumons, rien d'anormal. Quelques sibilances disséminées. La malade ne tousse pas.

T. = 38°6.

En mars, la température varie entre 37°1 et 39°4.

Un vésicatoire appliqué le 26 fait tomber la température jusqu'au 30 mars à 37 degrés.

2 mars. — Le séro-diagnostic typhique est négatif.

30 mars. — L'examen des crachats ne montre pas la présence des bacilles de Koch.

4 avril. — La malade tousse beaucoup. Retentissement de la toux et de la voix haute, plus marqué à gauche, phénomènes liés au décubitus latéral.

10 avril. — Séro-diagnostic typhique absolument négatif, même au 1/10.

26 avril. — En raison de la persistance de la fièvre, et la malade ayant toujours de la diarrhée, on a essayé de l'entérolyse à l'eau boriquée tiède, pendant quelques jours. On a constaté sur la courbe thermique une chute accentuée. Puis, au

bout de quelques jours, la fièvre est remontée. Le 20 avril, on a appliqué un vésicatoire au niveau de la fosse iliaque droite, la malade accusant des douleurs abdominales légères, plus particulièrement localisées cependant au niveau de la fosse iliaque droite : un certain soulagement s'est produit.

Au toucher vaginal, empâtement du cul-de-sac latéral droit avec légère douleur.

Utérus légèrement prolabé. Le toucher est difficile. Persistance de l'hymen.

3 mai. — L'analyse d'urine révèle :

Volume, 700 centimètres cubes. Densité, 1,032. Réaction alcaline.

Acide phosphorique, 1,92 par litre.

Urée, 22 grammes.

Albumine et glucose, néant.

Coefficient d'oxydation, 0,90.

19 mai. — Séro-diagnostic négatif.

En avril et en mai, la température oscille entre 37 degrés et 39°8. La courbe est caractérisée par de grandes oscillations. Entéroclyse les 14 et 16 avril, vésicatoire le 20.

Piqûres de quinine les 28, 29 et 30.

En mai, les grandes oscillations se continuent.

31 mai. — La malade pèse 43 kilogrammes.

En juin, les grandes oscillations persistent et vont même en s'accentuant. Les extrêmes oscillent entre 36°6 et 40 degrés.

6 juin. — Séro-diagnostic tuberculeux absolument négatif, même à un pour cinq.

14 juin. — La malade a maigri. Toujours grandes oscillations thermiques. Au niveau de l'abdomen, on constate dans la fosse iliaquedroite un plastron rénitent et douloureux. Rien au toucher vaginal.

15 juin. — Urines de coloration presque noire ; quantité, 500 grammes. Contiennent de l'indican.

26 juin. — La malade, qui avait passé dans le service de M. Gangolphe, a été opérée ce matin. Laparotomie au niveau de la fosse iliaque droite Après ouverture du péritoine pariétal,

on trouve des masses fibreuses dures enserrant les anses intestinales accolées.

Il n'y a pas de collection purulente. Une mèche de gaze iodoformée est laissée dans la cavité ; suture des divers plans de la paroi.

30 juin. — Séro-diagnostic tuberculeux toujours négatif.

Ultérieurement, cachectisation rapide. Œdèmes des deux membres inférieurs remontant jusqu'à leur racine.

Mort le 14 juillet 1900.

*Autopsie.* — 15 juillet, trente-trois heures après la mort.

Corps très émacié. Abdomen météorisé. Après ouverture de la paroi abdominale, on constate dans le petit bassin un épanchement séro-purulent assez abondant. A ce niveau, quelques anses intestinales grêles agglutinées, présentant à leur surface des îlots congestifs et des fausses membranes récentes. Dans la fosse iliaque droite existe un gros paquet dur, formé par le cæcum et par des ganglions engorgés. En avant de ce paquet est une loge qui est ouverte en bas et communique largement avec la cavité du petit bassin.

La masse gastro-intestinale est enlevée en bloc, lavée, puis étalée. Sur l'intestin grêle, extérieurement, on remarque quelques anses congestionnées, témoignant de l'inflammation péritonéale récente.

Rien dans l'intérieur de l'intestin grêle. Il y a dans l'épaisseur du mésentère des ganglions engorgés. Au niveau du cæcum, nous disséquons le gros paquet dur, qui existe à ce niveau. Nous remarquons l'épaississement considérable du péritoine, qui est comme lardacé. Sur sa surface, on trouve seulement deux ou trois granulations. Le long de l'appendice existe un chapelet de gros ganglions engorgés. Le cæcum est ouvert, sa paroi très dure, épaissie, irrégulière. Sa surface intérieure est noirâtre, ulcérée. La valvule de Bauhin est peu altérée. Une de ses lèvres pourtant est épaissie et indurée. Les lésions occupent tout le cæcum et vont mourir à la naissance du côlon ascendant. Intérieurement, le côlon nous présente en deux ou trois points des îlots congestionnés, mais sans ulcérations.

Poumons. Droit. Au sommet, trois tubercules caséeux. Ganglions assez volumineux au hile.

Gauche. Au sommet, deux tubercules en voie de cicatrisation.

En présence de ces variétés si nombreuses d'entéro-colite aiguë que nous venons de passer en revue, il est logique de se demander quel est l'élément infectieux en cause?

Et, tout d'abord, faut-il admettre son unicité ou sa multiplicité?

Il est certain que si l'unicité de l'élément infectieux était démontrée, la nature infectieuse primitive de l'affection serait généralement admise. Mais il n'en est rien, tout au moins en l'état actuel de nos connaissances, et nous sommes momentanément forcés d'admettre la multiplicité des agents infectieux.

On avait mis en cause le coli-bacille que l'on trouve dans tous les cas ; mais à côté de lui de nombreuses bactéries ont été signalées, à qui les auteurs ont voulu faire jouer un rôle dans l'évolution de ces formes aiguës de l'entéro-colite pseudo-membraneuse.

Dès 1896, Finkelstein décrit un microbe pathogène spécial. Ce microbe se différencierait du coli-bacille au point de vue morphologique d'une part, et de l'autre, par certaines réactions biochimiques (coagulation plus rapide du lait, aspect différent des cultures, etc ).

Karsymski distingue quatre espèces de bâtonnets : des cocci longs et ovalaires, des bactéries proprement dites, et enfin deux espèces de champignons en filament. On a aussi remarqué la présence de microcoques de o $\mu$ 8 de long sur o $\mu$ 6 de large, ayant des réactions analogues à celles du bacille de Koch.

A côté de ce microbe de Finkelstein, que Baginski regarde comme un coli-bacille, et de ces espèces décrites par Karsymski, Thiercelin différencie, en 1899, un autre microbe qu'il regarde comme spécifique de l'entéro-colite, l'entérocoque qui porte son nom. C'est un diplocoque virulent pour la souris, moins virulent pour le lapin, et qui a une certaine analogie avec le méningocoque.

Cet entérocoque coïnciderait précisément avec les crises aiguës fébriles et ferait défaut au cours d'une entéro-colite chronique, c'est dire que Thiercelin lui attribue un rôle dans l'infection primitive.

Quant aux coli-bacilles, ce sont leurs colonies qui dominent dans les fausses membranes, mais Isaac leur fait jouer un rôle d'irritation banal, se refusant à leur accorder aucune importance au point de vue de l'étiologie de l'entéro-colite.

Mentionnons le rôle possible du streptocoque, du bacille de Koch auquel nous permet de songer l'observation signalée précédemment.

Enfin, nous pouvons faire jouer un rôle à la bactérie indéterminée du rhumatisme articulaire aigu, à ces bacilles d'Achalme ou de Triboullet, hôtes normaux de l'intestin, qui avant de causer les arthropathies donneraient naissance à une entéro-colite aiguë, ainsi que nous l'avons montré précédemment. Peut-être même faudrait-il songer à des parasites encore inconnus.

M. le professeur Teissier a plusieurs observations d'entéro-colite où il a noté dans les selles la présence du trichocéphale.

Cette théorie semble très admissible, étant donné l'intensité des réflexes dans l'entéro-colite pseudo-membraneuse. La question de l'élément infectieux en cause reste obscure et, en attendant mieux, nous sommes forcés d'admettre la multiplicité des agents *pathogènes*, soit que ces agents portent les noms de coli-bacille, d'entérocoque, ou de bacille d'Achalme, ou de Triboullet.

---

# CHAPITRE II

## LES FIÈVRES SECONDAIRES DE L'ENTÉRO-COLITE

C'est au cours d'une entéro-colite chronique, généralement apyrétique, que surgissent ces cas fébriles secondaires. Ils peuvent revêtir deux formes que nous allons examiner : une première rare, où, la fièvre étant déclarée, l'état fébrile se maintient souvent fort longtemps, c'est de l'entéro-colite chronique à hyperthermie constante ; une seconde très fréquente, où les poussées fébriles sont passagères, coïncidant le plus souvent avec des écarts de régime, des fatigues et même des émotions.

En dehors de ces élévations thermiques, la température est normale, parfois même en légère hypothermie.

Examinons successivement ces deux types d'entéro-colite.

### 1° Hyperthermie constante au cours d'une entéro-colite chronique.

Il est des cas d'entéro-colite où l'hyperthermie, quoique relativement faible (le thermomètre ne dépassant pas 38 degrés ou 38°5), dure fort longtemps, souvent des semaines, parfois des mois. M. le professeur Teissier a vu deux cas de femmes atteintes d'entéro-colite chronique, qui depuis quinze mois voient leur température osciller entre 38 degrés et 38°4,

Elles ont de la polyurie, de l'hypoazoturie, un teint terreux, une sensation de faiblesse extrême, continue.

Il y a là une grande analogie avec la fièvre hystérique.

L'intégrité des fonctions demeure presque absolue, il semble que l'appareil régulateur soit réglé à 1 ou 2 degrés plus haut que la normale.

L'interprétation de ces faits reste obscure ; ou bien il s'agit d'une hyperthermie sans fièvre, c'est-à-dire avec production normale de chaleur, la perturbation portant seulement sur la perte de calorique qui serait diminuée, ou bien il s'agit d'une véritable fièvre par excitation des centres thermiques, excitation continue qui maintiendrait ainsi la température au-dessus de la normale et donnerait naissance à ces formes en hyperthermie légère constante.

Nous reviendrons plus loin sur cette hypothèse en essayant d'expliquer la valeur de ces accès fébriles.

L'observation suivante rentre parfaitement dans le cadre de ce chapitre.

## OBSERVATION X (inédite.)

(Due à l'obligeance de M. le professeur Teissier.)

*Hérédité goutteuse très accusée. — Etat neuro-hystérique. — Crises spasmodiques caractéristiques. — Hémianesthésie gauche. — Entéralgie avec crises d'entéro-colite paroxystique avec exacerbation au printemps et à l'automne. — Hyperthermie permanente avec urines claires, abondantes et hypoazoturie — Grande amélioration par l'hydrothérapie.*

Mme G. F., trente-cinq ans, appartient à une famille de goutteux. Son père a succombé à une néphrite interstitielle. Sa mère présente des manifestations arthritiques variées. Elle-même, à la suite de secousses morales assez vives, a eu des troubles nerveux, des crises spasmodiques avec perte de conscience, dont la nature hystériforme ne laisse aucun doute (hémianesthésie). Constipation habituelle, teint terreux, crises entéralgiques se jugeant au printemps et à l'automne surtout, par des expulsions en masse de fausses membranes longues et épaisses, rendues souvent en assez grande abondance et à l'exclusion de toute matière, pour remplir un grand verre à boire.

Mme G. est dans un état presque constant d'asthénie, d'impossibilité d'agir, de penser, de se mouvoir. Mais ce qu'elle présente surtout, c'est un état constant de surélévation thermique que nous avons vu durant plusieurs mois consécutifs. La température rectale explorée, soit le matin soit le soir, à l'état d'exercice ou de repos, restait immuablement de 38 degrés à 38°4. Le thermomètre vérifié n'accusait que des oscillations insignifiantes.

Avec cet état d'hyperthermie relative chronique, le pouls était relativement peu accéléré, ne dépassant pas 80 ; les urines étaient claires et abondantes, sans albumine, et la quantité quotidienne d'urée éliminée toujours au-dessous de la normale, c'est-à-dire de 9 grammes à 11 grammes en vingt-quatre heures.

Les troubles de calorification ne se sont point amendés sous l'influence du régime prescrit, des laxatifs, et de l'antisepsie intestinale faite d'une façon méthodique. La situation s'est améliorée seulement à la suite d'une cure hydrothérapeutique systématiquement conduite dans un établissement approprié.

M. Teissier a eu l'occasion d'observer, dans le cours de cette année, une autre malade affectée d'entéro-colite, et d'ailleurs particulièrement nerveuse, qui offre une élévation non plus permanente de la température, mais intermittente, par crises : les élévations s'accentuent toujours pendant une quinzaine de jours, répondant à la période paracataméniale, de 38 degrés à 38°5, quelquefois même jusqu'à 39 degrés, et cela sans qu'il y ait de fièvre véritable, ainsi que permet de l'affirmer l'examen des urines : celles-ci, toujours normales comme densité et quantité, plutôt pâles, ont présenté souvent une hypo-azoturie peu accusée, un coefficient d'oxydation très inférieur à la normale ; jamais elles n'ont contenu d'albumine.

De plus, un examen cryoscopique fait récemment, a démontré l'intégrité parfaite de la perméabilité rénale.

A noter enfin que, même dans les périodes d'accalmie et de régularité apparente de la température centrale, une course un peu longue ou une émotion vive élevaient toujours le thermomètre de près d'un degré.

**2° Entéro-colite chronique à température normale, ou en hypothermie légère, avec poussées fébriles, consécutives à la fatigue ou aux émotions.**

C'est là une forme particulièrement fréquente de

l'entéro-colite pseudo-membraneuse. Généralement admise par les auteurs, qui l'attribuent toujours à une auto-intoxication, il semble que l'on ait souvent trop négligé de la signaler. Nous avons eu l'occasion de l'observer nous-même et de la suivre de près.

Le début est le plus souvent insidieux ; périodes de constipation alternant avec des débâcles pseudo-diarrhéiques. La température normale ou en hypothermie légère pendant les phases de constipation, subit une élévation nette au moment des débâcles. Les symptômes, dans certains cas, peuvent encore faire croire à une dothiénentérie ; on peut cependant éviter l'erreur par un interrogatoire et une observation strictes du malade.

Ce qu'il y a de particulièrement curieux dans les observations qui vont suivre, c'est le rôle indéniable des fatigues, des écarts de régime, des émotions dans l'apparition des poussées fébriles.

La plupart de ces malades sont des neurasthéniques ou des arthritiques. Il faut donc compter chez eux, d'une part, sur les phénomènes habituels de la neurasthénie et, de l'autre, en leur qualité de névropathes, sur un retentissement exagéré des phénomènes dont leur tube digestif est le siège et le point de départ.

Y a-t-il auto-infection, ou irritation directe des terminaisons nerveuses au niveau de la surface intestinale ?

Le point reste obscur ; ce que l'on sait seulement, c'est que la résultante est une élévation du thermomètre, toujours consécutive à la dépression morale ou physique. Il est un autre point intéressant, c'est la grande différence qui existe entre les températures axillaire et rectale. A l'état normal, cette différence varie entre 0°3 et 0°5.

Dès qu'une crise fébrile d'entéro-colite apparaît, nous voyons l'écart atteindre 0°7 et même 1°5.

Les deux courbes thermiques que nous donnons sont concluantes à cet égard.

Il y a discordance entre la température centrale et la température périphérique.

Il s'agit de savoir si nous avons affaire à une élévation de température purement locale, portant sur l'intestin enflammé, ou bien si, au contraire, il y a une action directe réflexe de la muqueuse intestinale irritée sur les centres régulateurs thermiques.

Cette question fera l'objet du dernier chapitre.

Nous allons présenter les observations qui ont trait à ces formes chroniques, accompagnées de poussées fébriles. Elles nous semblent absolument concluantes.

### OBSERVATION XI (inédite, personnelle).

*Entéro-colite pseudo-membraneuse chronique, avec poussées consécutives à des fatigues.*

X..., vingt-trois ans, médecin aide-major de 2e classe, au Val-de-Grâce. Neuro-arthristime héréditaire. Dysenterie grave à sept ans, contractée à Nouméa et ayant cédé à un traitement par les racines d'ipéca. Dengue à la même époque. Rougeole à douze ans, varioloïde à 15 ans. Herpétisme; sciatique légère à vingt ans. Douleurs musculaires fréquentes. Douleurs au niveau des gaines des extenseurs de chaque pied, accompagnées de nodosités rhumatismales. Prédisposition aux troubles gastro-intestinaux.

En août 1900, diarrhée suivie, huit jours après, d'une période de constipation opiniâtre ; rejet de scybales, douleurs abdominales, pas d'élévation de la température. En septembre, une nouvelle crise diarrhéique apyrétique, et sans évacuation de fausses membranes.

Le malade, que nous avons vu à ce moment à Paris, avait maigri dans des proportions très notables. Il accusait une sensation d'asthénie très marquée.

Le 7 septembre, à 3 heures de l'après-midi, le malade est pris brusquement d'une crise entéralgique, particulièrement violente, qui l'oblige à s'aliter. Les douleurs augmentent d'intensité, accompagnées d'une élévation thermique notable. Le thermomètre accuse 39 degrés à 8 heures du soir. A cette heure, le malade éprouve des besoins fréquents d'aller à la garde-robe ; il remarque pour la première fois, dans ses selles, la présence de fausses membranes et de glaires sanguinolentes.

La sensation de faiblesse est extrême.

Le lendemain matin, la crise douloureuse aiguë cède un peu, mais il subsiste une sensation de brûlure sur tout le trajet du gros intestin, sensation considérablement augmentée par la pression et ayant ses maxima au niveau des angles du côlon. On note aussi du gargouillement. Les selles très fréquentes (au nombre de 20, entre 8 heures du soir et 7 heures du matin), persistent avec une fréquence moindre le 8 septembre.

Elles renferment des fausses membranes et des glaires. Le thermomètre marque 37°2 à 8 heures du matin.

Un médecin mandé auprès du malade, songe d'abord à une dothiénentérie. Toutefois, l'absence des signes ordinaires de cette affection écarte définitivement cette hypothèse. Il administre du calomel, à la dose de 50 centigrammes, et institue la diète absolue.

Amélioration très légère les jours suivants (le nombre des selles se maintenant à 5 ou 6 par jour, avec les mêmes caractères).

Puis diète lactée.

Persistance des douleurs, qui s'exacerbent après l'ingestion alimentaire, amenant presque immédiatement le besoin d'aller à la selle.

Température normale le matin; 38°4 environ le soir. L'état général est mauvais, l'amaigrissement très marqué; le malade quitte Paris le 15 septembre et va se reposer à la campagne, aux environs de Sens.

Là, la diarrhée persiste, mais les fausses membranes disparaissent, les glaires seules subsistant. Le malade s'alimente un peu (laitages, viandes rôties). Douleurs persistantes tout le long du gros intestin.

Le bismuth administré à ce moment amène de la constipation, suivie ensuite d'une nouvelle débâcle diarrhéique. En octobre, intervalles de constipation et de diarrhée. En novembre, le malade revient à Lyon où il reprend une alimentation normale et où il se livre de nouveau aux fatigues de la vie quotidienne. Aussitôt une crise nouvelle d'entéro-colite pseudo-membraneuse avec poussées fébriles se déclare (38°5), et, comme autrefois, le degré de l'élévation thermique est en rapport avec le degré de fatigue (marche, équitation) du malade.

Cet état se maintient jusqu'à la fin de novembre. Après une nouvelle recrudescence fébrile (39°1), le régime lacté, strictement observé pendant huit jours à l'infirmerie de l'Ecole, amène la cessation de la diarrhée ; mais la douleur abdominale persiste, presque uniquement localisée à l'angle gauche du côlon.

En décembre, le malade reprend le régime ordinaire ; l'état général reste peu satifaisant, mais le malade se livre à toutes ses occupations, malgré des poussées fébriles très nettes le soir (38°5), consécutives à des fatigues éprouvées dans la journée. A partir de janvier 1901, l'état général s'améliore lentement ; la douleur abdominale s'atténue, pour reparaître cependant de temps à autre, accompagnée d'une diarrhée légère, mais sans glaires ni fausses membranes.

Température normale.

Actuellement, l'état général est bon, mais le malade conserve une sensibilité extrême de l'intestin, se manifestant au moindre écart de régime, par une diarrhée ne contenant plus ni glaires ni membranes.

Dans cette observation nous relevons la diathèse neuro-arthritique, des antécédents personnels chargés du côté de cet arthritisme ; le début est insidieux, l'entéro-colite chronique s'installant lentement et étant absolument apyrétique au début ; l'affection débute en août 1900, et ce n'est qu'un mois après qu'apparaît la première poussée fébrile, simulant par ses symptômes généraux une fièvre typhoïde, au point que le médecin mandé auprès du malade songe tout d'abord à la dothiénentérie. Pour la première fois, coïncidant avec l'élévation thermique, apparaissent des glaires et des muco-membranes.

A cette crise aiguë fait suite une période où l'entéro-colite chronique, apyrétique généralement, présente des poussées fébriles coïncidant toujours avec des fatigues corporelles.

### OBSERVATION XII (inédite, personnelle).

*Entéro-colite pseudo-membraneuse chronique, avec poussées fébriles consécutives à des fatigues.*

X.., vingt et un ans, élève à l'Ecole du service de santé militaire. De famille neuro-arthritique.

Antécédents personnels et collatéraux nuls.

Il y a deux ans, à la suite d'ingestion prolongée de grandes quantités d'eau glacée, le sujet fut atteint d'entérite aiguë très accentuée ; coliques violentes, diarrhée verte, fétide, très abondante, avec un grand mouvement fébrile (40°2), frissons, épistaxis; quelques taches de purpura, céphalalgie violente. Cet état persista sans modification pendant huit jours, puis une amélioration lente se produisit.

Pendant un an, le fonctionnement de l'intestin fut à peu près normal. Au milieu du mois de novembre 1900, à la suite d'un exercice fatigant, le sujet fut pris de fièvre et dut s'aliter. Au bout de quelques jours, cette fièvre (39°2 le soir) céda, et fit place à des coliques très intenses, siégeant sur le côlon ascendant et le trajet du côlon descendant, avec diarrhée séreuse abondante, et ténesme rectal.

Depuis cette époque, la diarrhée a persisté pendant six mois et demi ; selles variant de 6 à 12 par jour, se produisant immédiatement après les repas, s'accompagnant de violentes coliques et de sueurs froides. Couleur verdâtre; composées presque exclusivement de mucus non concrété, pas de sable.

Le pouls, ordinairement à 76, tombe à cette époque à 43-47 pulsations.

Sous l'influence du froid ou après un exercice fatigant, la diarrhée et les coliques, très douloureuses, redoublent, accompagnées alors d'une élévation de la température atteignant 39°2 le premier soir, et allant en décroissant pendant la journée du lendemain ; frissons à ces moments, sommeil très agité ou insomnies, 120 pulsations à la minute.

Au milieu de mai 1901, fatigue suivie de plusieurs jours de fièvre, 38°7, épistaxis, diarrhée intense. Puis la diarrhée disparaît et fait place à une constipation opiniâtre ; selles rares, dures; matières marronnées enduites de mucus, accompagnées de nombreuses membranes, les unes ayant l'apparence de tubes, d'autres de rubans, d'autres de très grande dimension et très résistantes.

Le rejet des matières est immédiatement suivi par l'expulsion douloureuse (coliques) de mucus et de membranes. La douleur est alors à peu près constante, siégeant sur tout le trajet du côlon transverse, avec maximum aux deux coudes du côlon ; augmentée par la pression.

A ce moment, amaigrissement rapide (perte de 13 kilogrammes

en un mois et demi), grande diminution des forces, anémie cérébrale.

Saison de trente jours à Plombières; grands lavages intestinaux ramenant, au milieu d'une grande quantité de scybales, beaucoup de mucus et de très grandes membranes. Grands bains prolongés. Douches écossaises.

Traitement mal supporté au début, fièvre, redoublement des coliques et de la diarrhée. A la fin de la saison, grande amélioration. L'intestin semble avoir repris son fonctionnement normal; cependant toute fatigue s'accompagne d'un mouvement fébrile, variant avec l'intensité de la fatigue, mais ne dépassant pas 38°7, fièvre acccompagnée de coliques et de diarrhée avec fausses-membranes, qui cèdent à un repos de quelques jours.

26 novembre 1901. — Le malade monte à cheval successivement les 23, 24 et 25 novembre.

Le 26 reparaissent tous les symptômes d'une entéro-colite fébrile. Sensation douloureuse sur tout le trajet du gros intestin, particulièrement du côlon transverse, expulsion de glaires et de pseudo-membranes en grandes quantités. Enfin poussée fébrile, le thermomètre accusant 38°9 le 26 à 8 heures du soir. Le 27, la fièvre retombe à 37°9 le matin et à 38 degrés le soir. La fièvre disparaît totalement le 28 et l'état général s'améliore.

Le 1er décembre, la constipation reparaît et se maintient jusqu'au 6. Le pouls est à 54. Nous prions le malade de ne pas renoncer à aller à l'équitation. Il monte à cheval le 6 décembre et à la suite de cette séance, particulièrement fatigante ce jour-là, la température atteint 38°4 le 7 au soir. Une débâcle intestinale survient.

Le pouls monte à 90.

La diarrhée avec expulsion de muco-membranes persiste jusqu'au 10 décembre. Notre camarade monte à cheval le 8, au matin, malgré sa fatigue.

Le soir du même jour le thermomètre atteint 38°6.

La constipation reprend le 10 décembre pour durer jusque vers le 16. Aussitôt la courbe s'abaisse lentement. Le 10 au soir le thermomètre marque 38°6, le 11 et le 12 il descend à 38°3; le

13 il est à 37°6, le 14, 37°4, le 15 et le 16 à 37°5. La température est redevenue normale.

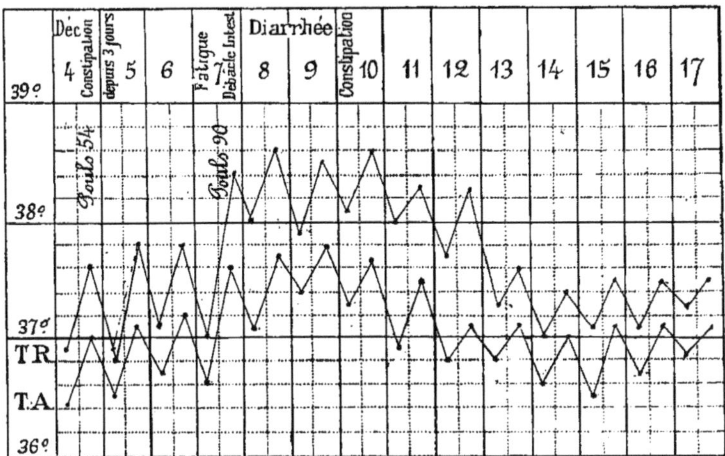


Ici encore, le neuro-arthritisme ne fait aucun doute. L'affection débute par une entérite aiguë, à la suite de laquelle s'établit une entéro-colite chronique apyrétique avec des poussées fébriles consécutives à des fatigues, à des écarts de régime ou à des émotions.

La relation entre la fièvre et la fatigue est très nette et la courbe thermique prise pendant quelques jours montre bien cette augmentation de l'écart entre les températures rectale et axillaire, au cours d'une poussée fébrile survenue dans une entéro-colite chronique.

## OBSERVATION XIII

(Thèse d'H. Isaac obs. XIII )

*Entéro-colite chronique avec poussées fébriles. Neurasthénie.*

Mlle B..., trente-deux ans. Père, mère, morts tuberculeux.

Deux sœurs très nerveuses. Toujours chétive. Fièvre muqueuse à neuf ans ; fièvre typhoïde à dix-huit ans. Mariée à dix-neuf ans, a trois grossesses à peu d'intervalle. Très nerveuse. Impressionnable. Pleure facilement. A des idées tristes ; très lasse le matin en se levant. Points douloureux disséminés. Pas de stigmates d'hystérie.

La malade souffre de l'estomac depuis l'âge de six ans ; à cette époque, elle était déjà constipée et restait parfois quatre à cinq jours sans aller à la selle.

On lui donnait souvent des purgatifs ou des lavements.

A treize ans, violentes douleurs d'estomac. Constipation tenace. Les matières étaient généralement dures, sèches. Il n'y avait jamais de peaux ni de glaires.

A la suite de préoccupations, à l'âge de dix-huit ans, la malade a sa première crise intestinale, se traduisant par des douleurs très vives, une sensation de tortillement, de barre au niveau du côlon ascendant et transverse. Un purgatif amène une débâcle de scybales, de matières ovillées, sans peaux ni glaires

Pendant la première grossesse, les phénomènes s'amendent. L'état est satisfaisant. Elle est enceinte une seconde fois ; elle supportait bien son état quand, à la suite de la maladie d'un enfant, les maux d'estomac reviennent et, après une crise plus vive que les autres, la malade a un vomissement bilieux ; en même temps, vive surexcitation nerveuse. La malade se soigne d'une façon plus ou moins sérieuse et, en 1894, on lui ordonne pour combattre la constipation, des lavages d'intestin à l'acide borique, à l'alun : la malade n'a pu les prendre.

Pendant trois ans, l'état reste stationnaire.

En 1897, pour la première fois, la malade remarque des glaires dans ses selles. Les selles ne sont pas douloureuses ; les matières sont moulées et de coloration normale. A la même époque, la malade est prise d'accès de fièvre survenant brusquement à des heures irrégulières ; l'accès débutait par un frisson. La température oscillait entre 38°5 et 39°2. L'accès durait de trois à sept heures. Quand il était terminé, la malade restait faible. Ces poussées fébriles revenaient tous les deux mois environ.

Au cours de l'un de ces accès, douleur dans la région hépatique suivie d'une jaunisse de dix jours.

En 1898, l'état de l'estomac s'aggrave. Du côté de l'intestin, la constipation est plus opiniâtre, la malade expulse des peaux et des glaires. Sous l'influence de lavements au nitrate d'argent, elle rend de volumineuses membranes blanches, enrobant les matières ou émises seules. Les matières sont très minces, aplaties ou effilées. L'expulsion des peaux s'accompagne de douleurs intenses dans les hypocondres, parfois autour de l'ombilic. Les accès de fièvre reviennent plus fréquents, presque toutes les semaines.

En 1899, l'intestin est toujours dans le même état : peaux, glaires, membranes. Douleurs vives quand il y a hyperthermie; du reste, à ce moment le ventre se ballonne, et redevient normal quand la température baisse. En juin 1899, la malade a pendant quinze jours de la fièvre continue; elle rend des peaux et des membranes en quantité; une poussée d'ictère survient.

Elle va faire une saison à Plombières, où l'hyperthermie s'est renouvelée plusieurs fois. La constipation a persisté malgré les douches ascendantes, qui ont provoqué de vives douleurs aux angles du côlon. Les membranes ont été expulsées en abondance.

Depuis qu'elle est revenue de Plombières, nous avons vu la malade tous les quinze jours. Son état se modifie peu, et ce qui aggrave le cas, c'est qu'actuellement le moral est atteint aussi profondément que le physique.

Dans l'observation précédente, les antécédents collatéraux et personnels témoignent d'une prédisposition nerveuse évidente.

Au cours d'une entéro-colite chronique surviennent des poussées fébriles, parfois accompagnées d'une crise passagère d'ictère. Ce qui rend le pronostic particulièrement réservé dans ce cas, c'est l'état de neurasthénie extrême dans lequel est tombée cette malade.

Elle tourne dans un véritable cercle vicieux, son nervosisme favorisant l'éclosion de l'entéro-colite pseudo-membraneuse, et cette affection augmentant son irritabilité nerveuse au point d'en faire une hypocondriaque.

### OBSERVATION XIV (thèse Isaac).

*Entéro-colite chronique avec poussées fébriles. Neurasthénie. — Salpingite gauche.*

Mme L. F... Pas d'antécédents. A eu de gros ennuis. Souffre de la matrice, salpingite à gauche. Est sujette à la constipation. Les matières sont dures, sèches, parfois ce sont des cordons aplatis et rubanés. Elles contiennent des glaires, des mucosités, des peaux. Sensations très douloureuses à l'intestin. Présente des crises particulièrement douloureuses avec sensibilité abdominale très grande ; la température monte alors le soir à 39 degrés et l'accès fébrile revient le soir pendant trois ou quatre jours. La malade garde le lit et maigrit. Une saison à Plombières ne lui a pas réussi.

Dans ce cas l'on peut se demander s'il y a un rapport entre les poussées fébriles et la salpingite, ou, au contraire, si la fièvre coïncide avec l'infection intestinale.

La sensation de brûlure à l'intestin, et cette sensibilité nullement localisée à la trompe gauche, mais généralisée à tout l'abdomen, semblent permettre de penser que la fièvre est sous la dépendance de l'entéro-colite muco-membraneuse.

OBSERVATION XV (résumée).

(Thèse de Poignard, 1875, observation de Lereboullet).

*Entéro-colite chronique avec poussées fébriles.*

Mme B..., vingt-huit ans, constitution très délicate, tempérament lymphatico-nerveux. A la suite d'un second accouchement, phlegmasie péri-utérine avec rétroflexion consécutive, amenant une atonie de l'extrémité inférieure du tube digestif avec constipation opiniâtre.

2 mai 1873. — Après une constipation de trois jours, on prescrit 1 gramme de calomel et 1 gr. 50 de jalap à prendre en trois fois. La malade a trois selles abondantes dans la journée du 3 mai.

Dans la nuit du 3 au 4, selles liquides, sanguinolentes, accompagnées de l'expulsion de débris muco-membraneux blanchâtres, rubanés, très longs, très cohérents.

Interrogée avec soin, la malade déclare qu'à plusieurs reprises déjà elle a observé des peaux analogues dans ses matières

4 mai. — Les douleurs persistent, la malade n'a qu'une selle, dont les matières sont normales, demi-cohérentes, tapissées de mucus concret glaireux et de fausses membranes. Dans la soirée survient une fièvre très ardente, accompagnée de subdélire, de sueurs abondantes, d'une extrême débilité. Dans la nuit éclatent plusieurs frissons, la malade a de la fièvre, du délire, des vomissements, et rend par l'anus, à deux ou trois reprises, un peu de sang, toujours mélangé de fausses membranes.

Le lendemain la fièvre tombe, l'état général s'améliore, mais les douleurs persistent, et, jusqu'au 10 mai, les selles provoquées par des lavements émollients renferment des débris membraneux et du mucus.

Dans la suite, chaque fois que la médication purgative était interrompue, on a assisté à des accidents analogues, mais moins graves.

## OBSERVATION XVI (inédite).

(Due à l'obligeance de M. le professeur Teissier).

*Hérédité arthritique chargée. — Nodosités rhumatismales. — Rachialgie. — Entéro-colite muco-membraneuse de date ancienne. — Irritation consécutive de l'aorte abdominale. — Réflexes protéiformes (vomissements, frémissements dans les jambes, vertiges, troubles vaso-moteurs de la face). — Température basse permanente. — Ecarts prononcés sous l'influence de la digestion et des exercices même légers.*

M^me^ C., quarante-cinq ans environ, présente des crises d'entéro-colite remontant à plusieurs années et qui, grâce à un tempérament neuro-arthritique très accentué, se manifestant par des nodosités rhumatismales et des œdèmes vaso-moteurs partiels de la face et du dos des mains, s'accompagnent de phénomènes réflexes extrêmement pénibles, vertiges, intermittences cardiaques, palpitations, crises de salivation fatigantes pendant toute la période digestive.

Elle offre, en outre, un certain degré d'irritation de l'aorte abdominale, très vraisemblablement secondaire aux tiraillements exercés sur les plexus nerveux de l'abdomen par les viscères ptosés, sinon à un travail irritatif de voisinage. L'aorte abdominale, en effet, facilement abordable à la palpation, est très sensible au toucher, nettement déviée à gauche et sinueuse; le grand droit du côté gauche est en état de contraction vigilante permanente ; il y a des douleurs irradiées le long des artères iliaques et de la rachialgie constante.

Quand des poussées inflammatoires plus prononcées s'accusent de ce côté, l'asthénie s'accentue, la lassitude devient extrême et tout exercice ou occupation un peu pénibles sont alors interdits.

Depuis quelques mois, sous l'influence d'un régime très sévère et d'un traitement approprié, l'état de Mme C... s'est sensiblement amélioré, elle n'en présente pas moins des troubles vaso-moteurs très intéressants :

Sa température rectale est en effet au-dessous de la normale d'une façon très appréciable, les moyennes oscillant autour de de 36°4 avec des écarts de 35°9 (min.) à 37°5 (max.).

A noter l'extrême facilité avec laquelle le thermomètre remonte sous l'influence du travail digestif, même au repos 37°5, et sous l'influence de la marche.

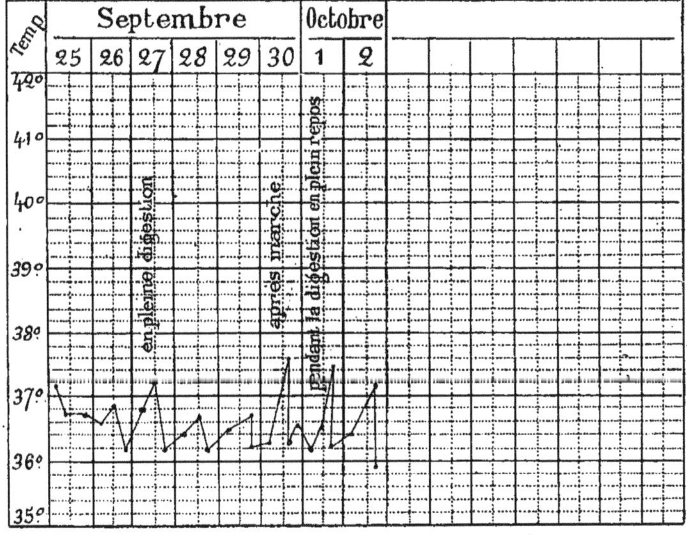


On voit par les observations qui précèdent que cette variété chronique de l'entéro-colite pseudo-membraneuse est d'une très grande fréquence, et que la cause provocatrice de ces poussées fébriles réside toujours soit dans des fatigues corporelles, soit dans des écarts de régime alimentaire, soit enfin dans des émotions morales.

Son existence est fréquente, trop rarement étudiée, elle ne saurait, en tout cas, faire de doute pour personne.

# CHAPITRE III

## FORMES FÉBRILES CHEZ L'ENFANT

Rien n'est plus difficile que l'interprétation des formes infantiles. Il y a chez l'enfant des facteurs multiples qui n'existent pas chez l'adulte ; chez celui-ci l'infection et l'intoxication jouent un rôle très grand ; chez celui-là, c'est encore le chaos. Il semble, en tout cas, nécessaire de différencier les deux pathologies. Nous verrons du reste, que malgré cette différenciation au point de vue pathogénique, la ressemblance au point de vue symptomatique est complète entre l'entéro-colite fébrile chez l'enfant et chez l'adulte.

Malgré cette ressemblance, de nombrenx auteurs se demandent si les colites aiguës de l'enfance avec production de mucosités rentrent bien dans le cadre de l'entéro-colite pseudo-membraneuse telle qu'on l'observe chez l'adulte.

Quelques-uns admettent l'identité des deux affections, d'autres la discutent, certains restent indécis, et ce qui contribue chez eux à entretenir l'indécision, c'est qu'il a de nombreuses formes de transition et que dans la deuxième enfance on observe, comme chez l'adulte, la forme chronique apyrétique (avec constipation opiniâtre, etc.).

Marfan fait de cette affection, ainsi que de ce qu'il appelle la colite aiguë dysentériforme, des maladies complètement différentes de l'entéro-colite pseudo-membraneuse.

Les cas de Wannebrouck semblent se rapporter à cette forme hyperthermiqne, de même que cette entérite folliculaire des enfants, décrite par les Allemands et dont Comby fait une entéro-colite pseudo-membraneuse. Outre Comby, Hutinel signale la tendance particulière des enfants à faire des poussées fébriles. Il rapporte même uu cas d'entérite pseudo-membraneuse simulant le commencement d'une méningite. Ces formes sont accompagnées de températures élevées, 39° à 40 degrés, avec phénomènes nerveux très intenses.

G. Lyon, dans sa monographie parle assez, longuement des cas infantiles, sans conclure particulièrement dans un sens ou dans l'autre.

De Langenhagen pose ainsi la question : « Les différentes colites glaireuses que présentent les enfants du premier et du deuxième âge sont-elles des variétés spéciales à l'enfance, de la colite muco-membraneuse de l'adulte (Comby), ou en sont-elles, au contraire, totalement distinctes (Marfan)?

« J'ai une tendance à croire, comme G. Lyon, que la plupart des colites muco-membraneuses chez l'enfant, affections fébriles à marche aiguë, graves, entraînant souvent la mort, sont des maladies infectieuses distinctes de l'entéro-colite pseudo-membraneuse de l'adulte, maladie chronique constitutionnelle, apyrétique (avec quelquefois des poussées fébriles intermittentes), tenace, mais ne menaçant pas l'existence, dont le type, récemment émergé de la pathologie, est bien définitivement établi aujourd'hui. Cependant, il est certain qu'à côté de ces formes aiguës, les petits descendants de neuro-arthritiques peuvent présenter aussi des colites chroniques d'emblée, en tous points semblables à celles de l'adulte. »

Isaac note la fréquence des cas fébriles chez l'enfant. Froussard, dans sa thèse, en signale plusieurs observations. Enfin, M. le Dr Brocchi, de Plombières, et M. le Dr Mazeran, de Châtel-Guyon, ont bien voulu nous en communiquer un certain nombre.

Pour M. le professeur Weill, l'entéro-colite mucomembraneuse existe souvent dans la seconde enfance. Elle existe, soit à l'état aigu, soit à l'état chronique.

Dans l'entéro-colite aiguë, M. Weill montre la présence dans les selles de mucosités, plus ou moins striées de sang, dont l'expulsion est précédée de coliques. Il y a de la fièvre et de l'abattement.

L'entéro-colite chronique existe surtout chez les enfants nerveux, issus d'arthritiques ou de dyspeptiques.

« En général, il s'agit de constipation opiniâtre interrompue de temps à autre par des crises diarrhéiques ou des débâcles de glaires et de membranes. Tantôt c'est une diarrhée glaireuse continue, tantôt ce sont les fausses membranes qui dominent. »

Nous constatons les mêmes douleurs, le même aspect des selles, le même état du ventre (flasque) que chez l'adulte.

L'état général du petit malade est également mauvais, et chez lui plus souvent que chez l'adulte, nous constatons des poussées fébriles, peut-être à cause de cette tendance qu'a l'enfant à réagir plus facilement par la fièvre à la moindre infection de son tube digestif.

La fièvre continue au début, devient rémittente quand elle se prolonge. La température oscille entre 38°5 et 39°5.

La durée des accès fébriles est une moyenne de quelques jours. Pourtant Marfan cite le cas d'un enfant qui eut de la fièvre pendant quarante jours, et l'on dut recourir à des injections de sérum artificiel pour désintoxiquer le jeune malade.

Et ce qui montre bien que cette forme fébrile de l'entéro-colite chez l'enfant que nous venons de citer est la même que celle de l'adulte, c'est que l'on voit souvent, au fur et à mesure que l'enfant avance en âge, les poussées fébriles devenir plus rares et une entéro-colite chronique apyrétique s'établir.

Viennent alors des excès et des fatigues, et chez l'adulte, comme autrefois chez l'enfant, des poussées fébriles ne tarderont pas à apparaître.

Nous sommes donc tentés de conclure à l'existence chez l'enfant d'une forme fébrile primitive de l'entéro-colite. A mesure que l'enfant avance en âge, sa régulation thermique se faisant mieux, une transformation s'opère. Des poussées fébriles surviennent encore, mais moins violentes que la première, une entéro-colite chronique tend à s'établir, et il faudra des causes plus importantes pour provoquer un trouble dans la régulation thermique, qui est beaucoup moins sensible chez l'adulte que chez l'enfant.

Il est un fait très intérressant à signaler chez l'enfant,

c'est la fréquence des complications pulmonaires, particulièrement de la broncho-pneumonie, au cours d'une entéro-colite.

Cette broncho-pneumonie est due, ainsi que nous le disait tout récemment encore dans son cours M. le professeur Teissier, à une véritable auto-intoxication secondaire amenant dans le torrent circulatoire les toxines qui vont ensuite se fixer sur les bronches et les poumons.

Ces accès de résorption sont excessivement fréquentes chez l'enfant, et il est du devoir du médecin d'avoir sans cesse l'attention éveillée du côté de l'appareil respiratoire. L'entéro-colite n'a en cela qu'un rapport de ressemblance très grand avec la plupart des affections intestinales de l'enfance, depuis la diarrhée simple jusqu'à l'entérite aiguë où nous voyons souvent la terrible broncho-pneumonie s'installer et emporter en peu de jours le petit malade.

## OBSERVATION XVII

(Thèse de Froussard, obs. XXI).

*Entéro-colite pseudo-membraneuse avec crise à allures infectieuses. (Forme typhoïde.)*

G... Albertine, neuf ans, entrée salle de Chaumont le 2 janvier 1900.

La mère a subi l'ovariotomie et la néphropexie.

Le père est bien portant.

Elle est née à terme; depuis l'âge de dix-huit mois elle a eu des bronchites légères et répétées. A quatre ans, elle a eu la rougeole, la coqueluche l'année suivante.

En 1897, angine diphtérique, Au mois de mai dernier elle aurait été soignée en ville pour début de fièvre typhoïde. Les accidents durèrent trois ou quatre jours. Les commémoratifs très précis de la mère nous apprennent qu'il y avait des douleurs abdominales avec besoins fréquents de défécation. Les selles étaient liquides, contenant des glaires et des petites peaux.

L'enfant était entrée à l'hôpital pour une angine légère Elle a de la tendance à la constipation, nous n'avons pas trouvé de glaires dans ses matières pendant son séjour à l'hôpital.

## OBSERVATION XVIII

(Thèse de Froussard, obs. XXIII).

*Grippe. Poussée aiguë d'entéro-colite simulant une dothiénentérie.*

Marie D..., quatorze ans, entrée le 16 janvier 1900, salle de Chaumont,

Sa mère est rhumatisante, migraineuse.

Elle est née à terme, nourrie au sein jusqu'à vingt et un mois.

A l'âge de deux ans, coqueluche, puis scarlatine.

Depuis trois ans, elle est ordinairement constipée, se plaignant de douleurs dans le ventre, surtout du côté droit. Matières dures contenant souvent des fausses membranes et du sang : celles-ci auraient disparu depuis deux ans.

Le 13 janvier, après huit jours environ de malaises, de fatigues, d'anorexie et de céphalalgie, elle a été prise de frissons et de fièvres qui la forcent à prendre le lit.

Pendant trois jours elle a été soignée chez elle, puis envoyée par son médecin traitant à l'hôpital, pour une appendicite ou une fièvre typhoïde.

Le soir même de son entrée à la salle Chaumont, l'examen

clinique révèle de la céphalée occipito-frontale, pas d'abattement, la fillette répond correctement et sans hésitation aux questions.

Elle se plaint de douleurs de ventre assez vives siégeant surtout dans la fosse iliaque droite.

La température est à 38°8, le pouls à 100. La langue est large, humide, recouverte dans sa totalité, sauf sur les bords, d'un léger enduit blanc, plus épais et jaunâtre au centre. Elle n'a pas été à la selle depuis trois jours. Le ventre est ballonné, tendu, difficile à palper. Les tentatives pour explorer le côlon sont particulièrement douloureuses sur tout son trajet, mais surtout dans la fosse iliaque droite, où la palpation par glissement fait percevoir du gargouillement. Dans cette région on ne note pas d'hyperesthésie de la peau, la douleur est diffuse, nullement circonscrite au point de Mac-Burney. Le cæcum paraît dilaté La rate est normale à la percussion.

Rien aux poumons. Cœur normal. Pas d'albumine. Devant tous ces symptômes, et en particulier devant l'examen de la fosse iliaque droite, nous rejetons le diagnostic d'appendicite.

Les symptômes révélés le long du trajet colique nous poussent au contraire à affirmer la participation du gros intestin, et à penser à une crise d'entéralgie due à une entérite muco membraneuse, diagnostic que devait confirmer le lendemain l'examen des selles Restait à expliquer les phénomènes généraux à allures infectieuses, ayant subi une recrudescence nette et subite après huit jours de malaises vagues et mal caractérisés. Cette marche particulière ainsi que l'absence des phénomènes de dépression nerveuse et d'hypertrophie de la rate, le facies de la malade, nous permettaient de ne pas songer à la fièvre typhoïde au début, malgré ces phénomènes pulmonaires fugaces qui avaient été observés en ville, et la douleur dans la fosse iliaque avec gargouillement. Il n'y avait pas du reste, avons-nous dit, d'hypertrophie de la rate. S'agissait-il alors d'une simple crise d'entéralgie à forme d'embarras gastrique?

Notre diagnostic fut donc grippe, avec poussée aiguë d'entérocolite muco-membraneuse.

Le lendemain nous trouvions dans les selles des scybales, du mucus, et des débris de fausses membranes.

## OBSERVATION XIX (inédite).

(Due à l'obligeance de M. le Dr Mazeran.)

*Entéro-colite pseudo-membraneuse, avec poussées aiguës fébriles. Deux crises antérieures affectant l'allure typhique.*

M. R..., onze ans, habitant Paris.

Mère morte tuberculeuse. Père en bonne santé, arthritique.

Première enfance très mouvementée (changement de nourrice à plusieurs reprises). Epoque du sevrage très pénible. Accidents gastro-intestinaux à ce moment-là. Rougeole, coqueluche. Tempérament lymphatique. Adénite cervicale. Angines très fréquentes. S'enrhume très facilement.

A sept ans, affection ayant duré trois semaines sans température maxima extraordinaire (38°5) (Diagn. F. typ ).

A huit ans, retour de l'affection précédente avec les mêmes caractères. Depuis cette époque, multiplicité des accidents qui revêtent l'allure critique : durée trois ou quatre jours. T. 40 degrés. Accidents annoncés par un ballonnement du ventre, des vomissements bilieux, des coliques très vives, puis ventre en bateau, selles fétides, gaz abondant, haleine très forte, langue sèche, diminution progressive des accidents. Glaires et muco-membranes.

Un médecin consulté ordonna le traitement de Plombières. Il y suit une saison en 1900.

En 1901, il va à Châtel-Guyon où j'ai à l'examimer. Quatre jours après son début de traitement, crise intestinale. Dans la nuit, vomissements, ballonnement du ventre. T. 40 degrés.

J'ordonne : diète hydrique, compresses échauffantes en permanence. Grands lavages de l'intestin toutes les trois heures. La crise cède en quarante-huit heures. Les vingt et un jours effectués, le malade retourne à Paris. Il a pris 1500 grammes d'augmentation de poids.

Des nouvelles récentes me font espérer une amélioration puisque aucune crise n'a été signalée.

## OBSERVATION XX (inédite).

(Due à l'obligeance du Dr Mazeran).

*Entéro-colite muco-membraneuse ancienne, précédée d'un accident initial pseudo-typhique Intolérance digestive absolue. Depuis, poussées entéro-colitiques coïncidant avec des poussées d'urticaire.*

J. R..., dix ans. Toulon (Var). Parents en bonne santé. Cinq frères et sœurs. Jusqu'à l'âge de cinq ans, bon état. Elevé au sein, sevrage normal.

A cinq ans, affection dite typhique, probablement marquant le début de l'entérite. Depuis ce moment, constamment glaires et peaux dans les selles. Intolérance pour toute autre alimentation que le lait. Chaque fois que l'on essaie d'un aliment, poussées aiguës. Ces poussées se traduisent par une brusque élévation de la température, qui atteint 39 et 40 degrés. En même temps, urticaire, diarrhée fétide. Douleur au ventre. A certains moments, alors que l'enfant ne boit que du lait, on constate de petites crises qui semblent avortées. Malaise, T. = 38 degrés, nausées, perte de l'appétit; puis, au bout de quelques jours, débâcles glairo-membraneuses et retour à la vie normale.

Le climat marin est incriminé et l'enfant quitte Toulon pour la campagne. Il y reste deux ans, non amélioré, toujours obligé de suivre le régime lacté.

En 1899, il est adressé à Châtel-Guyon. Il y reste un mois. J'essaie un nouveau sevrage et j'arrive à substituer au lait l'eau minérale qui est parfaitement acceptée. En même temps, j'ordonne quelques purées, de la viande crue, etc.

Il part absolument transformé.

En 1900, il revient faire une deuxième cure. Durant l'hiver qui a précédé, aucune crise n'a été notée. En mai seulement, il en signale une assez forte qui le décide à venir faire une deuxième cure hydro-thermale.

Nous n'avons pas eu de nouvelles de ce malade, qui paraissait à son départ absolument guéri.

## OBSERVATION XXI (résumée).

Présentée à la Société de médecine par le Dr Galliard.

*Crise paroxystique d'entéro-colite muco-membraneuse, suivie d'accidents infectieux graves, — Erythème.*

Fernand W..., âgé de cinq ans, a été soigné par moi à plusieurs reprises pour de l'embarras gastro-intestinal. Malgré la surveillance de ses parents, il a tendance à s'alimenter d'une façon trop copieuse. Sa mère me l'amène le 4 décembre 1896 ; elle a remarqué que depuis quelques jours il avait peu d'entrain et tolérait mal les aliments.

7 décembre. — Je suis appelé par les parents. L'enfant s'est plaint de douleurs et de violentes coliques. L'examen de l'abdomen ne révèle rien de spécial. Evacuations glaireuses. Pas de fièvre. Je fais le diagnostic de colite et je prescris : cataplasmes chauds, grande irrigation à l'eau boriquée tiède, calomel, 40 centigrammes.

8 décembre. — Coliques moins douloureuses. Grand abattement. Surcharge linguale. Pas de météorisme. T. = 37 degrés.

Dans les selles, masses glaireuses, rubans, cylindres déchiquetés.

14 décembre. — L'apyrexie persiste. P. = 104. Progrès rapides de la dénutrition Le malade est prostré, indifférent.

J'examine avec grand soin le thorax, sans rien découvrir d'anormal. Idem pour la rate et le foie. Rien au cœur. Fonctionnement normal des pupilles. On donne du lait d'ânesse, des lavements boriqués, du benzo-naphtol.

15 décembre. — Amélioration.

16 décembre. — A 4 heures après midi, aggravation singulière. L'urine contient un peu d'albumine. T. = 40°1. Soif vive. Piqueté rougeâtre à la face, au pli des coudes, au dos des poignets. Le soir, 40°4.

18 décembre. — Délire Expulsions de cylindres muco-membraneux. L'éruption de la veille s'est étendue et présente tous les caractères de l'érythème infectieux.

Le soir, 40°2. Un bain à 30° abaisse la température à 39°. Vers 10 h. du soir, 39°5.

19 décembre. — A 3. h. matin, 40°2. A 7 h., 39°3 A 8 h., notre collègue, le Dr Comby, vient voir l'enfant avec moi, en consultation.

Après examen, d'accord avec moi sur le diagnostic, M. Comby conseille des bains à 20° toutes les 3 h., 4 doses de calomel à 0,01 en 24 h., 2 lavements de borate de soude. Lait d'ânesse. Bain à 9 h 1/2. T. = 37°2. A 1 h., 40°. A 5 h.. 40°1. A 9. 1/2, 40°. Les bains abaissent la température à 38° 3 et 37°8.

20 décembre. — 2 h. matin, 39°7, 4 h. 1/2. 39°6, 7 h., 40° (37°6 après le bain), 10 h., 39°2, midi, 39°5 (37°3 après le bain), 2 h. 1/2, 39°9, 6 h., 39°7, 9 h . 40°, Délire.

21 décembre. — Température autour de 39°. P. = 120. Le météorisme persiste. Pas de gonflement de la rate.

22 décembre. — 3 h. matin, 40°3, 8 h 39°5, Pouls dicrote, 128. Oligurie, 6 h. soir, 39°3 (37°8 après le bain).

23 décembre. — Le malade se trouve mieux. L'éruption disparaît.

24 décembre. — 38°2 et 38°. Lait de vache. Pas d'évacuation glaireuse. Urines normales.

25 décembre. — 37°1 et 37°7, moins de météorisme. Plus de coliques.

26 décembre, — Langue moins rouge, moins de ballonnement abdominal.

27 décembre. — La digestion du lait s'effectue mieux.

4 janvier 1897. — Appétit insatiable. Bon état général.

13 janvier. — L'enfant se lève. Je recommande une grande prudence; on évitera surtout les excès alimentaires.

Depuis cette époque, la santé de l'enfant est parfaite.

## OBSERVATION XXII

(Thèse de Froussard. Obs. XVIII.)

*Entéro-Colite pseudo-membraneuse simulant chez un enfant une crise d'appendicite.*

Il s'agit d'un enfant de neuf ans, dont le père est goutteux et dont la mère, ordinairement constipée, est atteinte depuis trois ans d'une neurasthénie grave. L'enfant, d'une bonne santé apparente, est habituellement constipé, avec débâcles diarrhéiques, glaires et peaux dans les selles. Au mois de janvier dernier, il a été pris subitement, la nuit, d'une douleur violente dans la fosse iliaque droite, avec maximum au point de Mac-Burney. Le ventre était cependant souple et dépressible. La fièvre oscillait entre 39 et 40 degrés; le pouls était rapide, le facies légèrement grippé.

Les grands lavages intestinaux à l'eau bouillie firent cesser ces phénomènes alarmants au bout de six à huit jours. Malgré le régime sévère institué, la constipation persiste avec débâcles diarrhéiques et rejet dans les selles de mucosités.

## OBSERVATION XXIII (résumée).

(Présentée à la Société médicale des Hôpitaux par le Dr Comby.)

*Poussées fébriles d'entéro-colite muco-membraneuse chez un enfant de deux ans et demi.*

Petit garçon, vingt-huit mois. A mangé prématurément et surabondamment. A quatorze mois, première atteinte d'entérite muqueuse. (Fièvre 39°5) : coliques, abattement, diarrhée glaireuse. Au bout de cinq jours, l'enfant reprend le dessus ; on lui donne une bonne nourrice (il est encore au sein quoique âgé de deux ans et demi). Au bout de quelques mois, rechute.

A l'heure actuelle, l'enfant a eu, en seize mois, six crises d'entérite muco-membraneuse plus ou moins inquiétantes.

La dernière, qui date de la fin février, a été moins forte que les autres, mais plus prolongée. La fièvre a atteint 39 degrés. Les lavages intestinaux ont fait rendre à l'enfant des lambeaux muco-membraneux longs de 6 à 7 centimètres.

Malgré le régime sévère auquel le petit malade est soumis, malgré les soins hygiéniques dont il est entouré, son entérite muco-membraneuse revient tous les trois ou quatre mois, et dans ces derniers temps, les crises semblent se rapprocher. Le déplacement, le changement d'air (l'enfant est venu de Grasse à Paris) n'ont pas empêché le retour des crises.

## OBSERVATION XXIV (inédite).

(Due à l'obligeance de M. le Dr Brocchi)

*Poussées fébriles d'entéro-colite pseudo-membraneuse chez une enfant de trois ans et demi. Neuvo-arthritisme héréditaire, symptômes méningitiques.*

Fillette de trois ans, née de parents arthritiques. Père constipé, atonique.

Allaitée au sein. Alimentation parfaite jusqu'à l'âge d'un an. Sevrage et lait stérilisé ; constipation. Les parents sont obligés de recourir aux lavements quotidiens, puis apparaissent des mucosités dans les selles.

A deux ans et demi, accès fébrile 39°8, maux de tête, vomissements, crainte de méningite, yeux révulsés.

Cet état dure deux jours, puis selles diarrhéiques, mucus, mousse. Au troisième jour, tout rentre dans l'ordre. A partir de ce moment, tous les deux ou trois mois, crise semblable précédée de deux ou trois jours de malaise avec constipation plus opiniâtre, rejet abondant de mucus sous forme de gelée de coing, apparition de petites peaux rappelant la pelure d'oignon, puis fièvre 39 à 40 degrés pendant deux jours. Phénomènes nerveux Débâcle et chute brusque de la température.

Des observations qui précèdent il semble nettement ressortir que ces formes fébriles de l'entéro-colite observées chez l'enfant présentent la même symptomatologie que chez l'adulte. Et quoique les deux pathologies soient différentes, nous admettons, du moins au point de vue des symptômes, une analogie frappante entre les deux affections.

Chez l'enfant, comme chez l'adulte, nous constatons des crises primitives et des poussées secondaires.

Nous avons tenu à faire un chapitre spécial de ces formes infantiles pour grouper toutes les observations qui s'y rapportent, mais il est indiscutable que nous eussions pu placer ces cas à côté de ceux que nous avons signalés chez des adultes. Les observations XVII, XVIII, XIX, XX, XXI eussent pu faire songer à la fièvre typhoïde et être rapportées au chapitre de l'entéro-colite simulant la dothiénentérie. L'observation XXII eût trouvé sa place au chapitre de l'entéro-colite simulant l'appendicite.

Enfin l'observation XXIII rappelle une entéro-colite chronique chez l'adulte avec poussées fébriles. En résumé nous admettons une concordance entre l'affection de l'adulte et celle de l'enfant. Chez ce dernier, toutefois, les poussées fébriles sont généralement plus intenses. Le thermomètre peut atteindre 40°5, les symptômes nerveux sont plus prononcés, le délire peut apparaître, et dans certains cas le début de la maladie peut faire croire à une méningite. Tel est le cas de l'observation XXIV due à l'obligeance du Dr Brocchi.

---

## CHAPITRE IV

### ROLE DE L'ENTÉRO-COLITE DANS LA RÉGULATION THERMIQUE

Quelle est la valeur de ces divers accès fébriles que nous venons d'examiner tour à tour?

Et cette discordance que nous avons observée entre la température centrale et la température périphérique est-elle due à une augmentation de température purement locale siégeant sur l'intestin, ou sommes-nous en présence d'un accès fébrile analogue à la fièvre idiopathique de Potain éclatant au cours d'une convalescence de fièvre typhoïde ?

Admettrons-nous une action spéciale, réflexe de l'intestin sur les centres régulateurs thermiques. Le problème est intéressant mais difficile à résoudre.

L'entéro-çolite a des rapports étroits avec le système nerveux. Un certain nombre de malades présentent des troubles réflexes d'une intensité variable et portant sur les organes les plus divers.

La plupart des auteurs ont signalé ces faits. Bouchard montre que l'importance croissante attribuée à l'auto-intoxication a fait rejeter au second plan le rôle deces réactions nerveuses. Cependant celles-ci interviennent souvent dans les affections intestinales ; elles expliquent les accidents cardiaques tels que la tachycardie, le syndrome de l'angine de poitrine, les palpitations, les syncopes ; elles rendent compte des vertiges et des sueurs froides qui se produisent au début de l'indigestion, et apparaissent trop tôt, disparaissent trop vite après l'évacuation de l'estomac, pour qu'on puisse invoquer une auto-intoxication.

N'est-il pas naturel alors d'admettre une action nerveuse à point de départ sur le tube intestinal ?

La colite muco-membraneuse, plus qu'aucune autre inflammation de l'intestin, détermine ces actes réflexes, car elle éclate d'ordinaire chez des sujets très nerveux, neurasthéniques, chez qui toute action réflexe est fatalement exagérée.

Cette théorie est séduisante et semble s'étayer sur ce fait que la plupart des phénomènes nerveux coïncident le plus souvent avec les crises intestinales paroxystiques et douloureuses. Mais à côté de cette action réflexe, l'auto-intoxication semble dans certains cas jouer un rôle évident.

De Langenhagen cite le cas suivant comme exemple de réflexe : un malade, un médecin était pris fréquemment d'accès brusques, débutant soit le jour soit la nuit. Il pâlissait tout à coup, son corps se couvrait d'une sueur froide, « il sentait la vie l'abandonner ». Au bout de peu de temps, tout rentrait dans l'ordre.

Ces réflexes, partis de l'intestin, vont, par l'intermédiaire du bulbe, puis du pneumogastrique et du sympathique, retentir sur les organes les plus divers. De véritables crises de coryza avec éternuements éclatent, une toux coqueluchoïde réflexe, dont l'observation IV signale l'existence, peut apparaître pour ne disparaître qu'avec l'expulsion de la dernière glaire intestinale.

Dans le domaine du sympathique, mentionnons les troubles vaso-moteurs (pâleur ou rougeur parfois considérable de la face, sueurs, éblouissements, vertiges).

Il n'est pas rare de voir survenir pendant la période digestive de la céphalalgie, de l'aphasie, de l'amnésie, de l'hyperesthésie, etc. N'est-il pas naturel alors d'admettre que chez certains malades l'élévation de la température soit due à une action réflexe partie de la muqueuse intestinale et agissant sur les centres régulateurs thermiques en les excitant ?

Bouchard distingue deux systèmes de régulation thermique.

Le système nerveux périphérique se charge surtout de maintenir la température constante ; le système central a surtout pour fonction de ramener le corps à la température constante quand elle a été modifiée dans un sens ou dans l'autre.

Les oscillations thermiques varient considérablement avec la période de la maladie, surtout à l'approche de la convalescence dans la fièvre typhoïde, par exemple.

Elles atteignent une amplitude considérable chez les sujets débiles, dont le système nerveux et le pouvoir frénateur sont affaiblis par une longue maladie.

On sait quelles poussées fébriles provoquent souvent chez les convalescents une visite, une émotion, une simple conversation ; c'est qu'en effet le centre frénateur, qui suffit dans l'état normal à modérer la température résultant de ces actes, n'intervient plus assez fortement, et la régulation en est troublée.

A l'état normal, la fonction digestive ne produit pas une élévation de la température, à cause de la vigilance du système nerveux qui maintient l'équilibre.

Mais il est des cas où l'excès de calorification devient apparent. Outre ces poussées fébriles qui surviennent au cours de la convalescence d'une dothiénentérie, on voit apparaître parfois la fièvre chez certains neurasthéniques et dans certaines dyspepsies.

Comment expliquer cette fièvre ?

S'agit-il d'une auto-intoxication qui troublerait le centre modérateur, ou bien est-elle due à l'effort sécrétoire des glandes du tube intestinal ?

N'est-il pas possible aussi d'admettre une irritation nerveuse à point de départ sur la muqueuse gastro-intestinale, troublant directement la régularisation de la température centrale ?

Les mêmes causes qui normalement tendent à élever la température, mais n'y parviennent pas à cause de la vigilance du système nerveux régulateur et modérateur des réflexes, produisent parfois l'hyperthermie. Chez les épuisés, les convalescents, chez ceux qui souffrent de maladie chronique, on voit survenir des accès fébriles pour des causes en apparence insignifiantes. Ce sont là de véritables fièvres émotionnelles.

M. Le Noir rapporte le cas d'un enfant de trois ans qui, effrayé par le thermomètre, se débat pendant qu'on prend sa température rectale ; le thermomètre monte à 43 degrés.

De ce cas nous pouvons rapprocher celui d'un de nos camarades atteint d'entéro-colite chronique avec poussées fébriles.

A la suite d'un reproche formulé par un adjudant chargé à l'École de la surveillance, il voit le soir, sa température monter à 38°4, une sensation de fatigue, de lassitude accompagne ce mouvement fébrile.

Oliari constate 5 cas de fièvre de fatigue au cours d'une convalescence de fièvre typhoïde, dans le service de M. Riva de Parme.

C'est, en somme, la fièvre idiopathique de Potain, la Nachfiber des auteurs allemands.

Oliari, constatant que cette fièvre idiopathique, survenue chez des jeunes gens à la suite d'une émotion ou d'une fatigue légère, n'entraînait pas les modifications urinaires habituelles en cas d'hyperthermie, conclut à une origine nerveuse de ces petits accès fébriles. Comme après les paroxysmes hystériques, en effet, les urines sont remarquables par leur abondance, leur poids spécifique faible, l'absence d'albumine et le taux peu considérable de l'urée.

Il admet que l'absorption au niveau de l'intestin d'une certaine quantité de substances toxiques peut jouer un rôle dans la production de ce phénomène ; mais il faut admettre aussi, dit-il, une irritabilité évidente des cellules nerveuses qui président à la régulation de la température centrale.

Dans l'entéro-colite pseudo-membraneuse chronique, n'est-il pas possible d'admettre que les choses se passent de la même façon ?

Et, dans plusieurs cas observés par nous, n'avons-nous pas vu une élévation de la température apparaître après des excès, après des fatigues évidentes, et, dans certains cas, après des émotions morales ?

Il semble qu'il y ait là un point commun, et que cette fièvre de fatigue, cette fièvre idiopathique de Potain, existe dans l'entéro-colite comme elle existe dans la convalescence de la fièvre typhoïde.

Mais où localiser ces centres de la régulation thermique centrale et périphérique ?

Les premières tentatives de Brodie, Chossat, n'ont pas donné de grands résultats ; toutefois, ces auteurs ont constaté l'hypothermie en séparant la moelle du cerveau.

Landois montre que l'extirpation de l'écorce au niveau du sillon crucial élève la température du côté opposé du corps.

Bruck, en piquant le bulbe, provoque une hyperthermie générale et conclut que le bulbe accélère les combustions organiques.

Schreiber obtient l'hyperthermie par la piqûre en différents points du cerveau.

Aronsohn et Sachs distinguent six centres thermiques dans chaque hémisphère : deux corticaux (thermotaxiques), quatre basaux (thermogénésiques).

En résumé, nous sommes tenté d'admettre une action réflexe intestinale sur les centres thermiques. Quand on connaît le nombre, la variété, l'intensité des réflexes de tout genre (cardiaques, pulmonaires, etc.), partis de la muqueuse intestinale, on ne saurait s'étonner de voir une action nerveuse analogue aboutir au centre thermique encore indéterminé. C'est là une hypothèse très plausible ; elle expliquerait très bien les accès, les poussées fébriles intermittentes ; elle expliquerait aussi, par une sorte d'excitation continue des centres thermiques qui maintiendrait ainsi une température constamment au-dessus de la normale, les formes en hyperthermie légère constante, observées par M. le professeur Teissier.

---

# CONCLUSIONS

L'entéro-colite pseudo-membraneuse est une affection ordinairement chronique et apyrétique, mais cette règle souffre des exceptions plus nombreuses qu'on ne le pense généralement.

Parmi les formes fébriles, les unes sont primitives et revêtent l'allure d'une véritable maladie infectieuse, les autres sont secondaires et éclatent au cours d'une entéro-colite chronique.

Nous admettons donc l'existence de l'entéro-colite primitivement fébrile et nous en faisons une maladie infectieuse, soit qu'elle précède le rhumatisme articulaire aigu, soit qu'elle présente les formes typhoïdes ou appendiculaires d'emblée, ou qu'elle soit antérieure à une tuberculose intestinale.

Au point de vue de la pathogénie de cette affection,

nous admettons momentanément la multiplicité des agents infectieux et nous incriminons plus particulièrement le coli-bacille, l'entérocoque de Thiercelin, les bacilles d'Achalme et de Triboullet.

Parmi les formes fébriles secondaires, nous expliquons celles en hyperthermie légère constante par une action réflexe ayant son point de départ sur la muqueuse intestinale, et maintenant par une excitation continue du centre régulateur thermique la température à 1 ou 2 degrés au-dessus de la normale.

Quant aux formes chroniques avec poussées hyperthermiques, nous voyons que l'apparition de la fièvre coïncide toujours avec des excès, des écarts de régime ou des émotions morales, et quoique dans certains de ces cas l'auto-intoxication joue un rôle presque évident, nous admettons à côté de cette action, une action réflexe, autrement importante sur les centres régulateurs de la température centrale, action qui explique cet écart considérable. à chaque poussée fébrile, entre les températures axillaire et rectale ; nous croyons à une crise fébrile analogue à la fièvre idiopathique de Potain, apparaissant au cours d'une convalescence de fièvre typhoïde chez des sujets dont le système nerveux est épuisé et irritable.

Nous remarquons enfin que dans la première enfance, la forme aiguë est fréquente, la forme chronique, au contraire, est rare. Elle ne survient que tardivement dans la seconde enfance, et est le plus souvent précédée de l'entéro-colite aiguë. Au cours de cette entéro-colite chronique de l'adolescent, nous voyons, comme chez l'adulte, survenir des poussées fébriles,

Nous admettons l'identité au point de vue symptomatique des deux affections, et l'existence chez l'enfant des diverses formes fébriles primitives et secondaires observées chez l'adulte.

---

# BIBLIOGRAPHIE

Beurnier, Journal de médecine, Paris, 27 novembre 1898.

Bouchard, Traité de pathologie générale, t. III.

Carret, Traitement de l'entéro-colite pseudo-membraneuse (Gazette des Hôpitaux, Paris, 1898).

— L'entéro-colite muco-membraneuse (Paris, thèse médicale, 1896-1897).

Comby, Société des Hôpitaux, 12 mars 1897.

Dieulafoy, Rapport de l'entéro-colite et de l'appendicite (Bull. Acad. de méd. des Hôp., Paris, 1897).

Doumer, Semaine médicale, 22 mai 1901.

De Langenhagen, L'entéro-colite muco-membraneuse. Symptômes. Etiologie. Traitement (Semaine médicale, Paris, 1898).

— Presse médicale, 11 mai 1901.

Finkelstein, Soc. de méd. Int., Berlin, 3 juillet 1896.

Froussard, l'Entéro-colite muco-membraneuse (thèse médic., Paris, 1900).

Galliard, Soc. médic. Hôp., 1897.

Gendrin, Traité philosophique de médecine pratique 1841. Chap. sur les fièvres dyspeptiques.

Glénard, Rapport de l'entéro-colite et de l'appendicite (Bull. Acad. méd. Hôp., Paris, 20 avril 1897).

Gourdon, Entérite pseudo-membraneuse (thèse médicale, Paris, 1875).

Isaac H. fils, La colite muco-membraneuse (thèse médicale, Paris, 1900).

Izoard, Contribution à l'étude de l'entéro-colite muco-membraneuse (thèse médicale, Paris, 1883).

Jaccoud, Traité de pathologie interne.

Jeanbrau, La bactériurie (Extrait du nouveau Montpellier médical, nos des 27 août et 3 septembre 1899).

Laveran et Teissier, Traité de pathologie interne.

G. Lyon, Monographie sur l'entéro-colite pseudo-membraneuse (in Œuvre médico-chirurgical, n° 22, février 1900).

Mathieu, Entéro-colite muco-membraneuse (Traité de médecine de Charcot-Bouchard).

— Gazette des Hôpitaux, 1894.

Merland de Chaillé, Union médicale 1868.

Nothnagel, Zur kliniken der Darmkrankliten, Wien 1883.

Oliari, Rendiconti della Assoc. Medic., Chir. di Parma, juin 1901.

— Sur les hyperthermies de la convalescence de la fièvre typhoïde (Semaine médicale, 9 octobre 1901).

Poignard, sur l'Entéro-colite (thèse médicale, Paris, 1875).

Potain, La colite chronique (Semaine médicale, 1887).

Reclus, Rapports entre l'entéro-colite et l'appendicite (Bull. Acad. médec. Hôpit., Paris, 16 mars 1897).

Reymond, Passage du coli-bacille à travers les parois vésicales (Soc. Anat., 3 juillet 1897).

Robin, Rapports entre l'entéro-colite et l'appendicite (Bull. Acad. Méd. Hôp,, Paris 13 avril 1897).

Roux, Le coli-bacille dans les voies urinaires (Médecine moderne, 1897).

G. Sée, Entéro-colite pseudo-membraneuse (Soc. Méd. des Hôp. 1893).

Siredey, Entérite muco-membraneuse (Soc. Méd. des Hôp. 1868).

Soupault, L'entérite muco-membraneuse (Manuel de médecine de Debove et Achard, t. V, p. 511).

Teissier, La fièvre typhoïde (Cours de la Faculté, 1900-1901).

— Le rhumatisme articulaire aigu (Cours de la Faculté 1901-1902).

Thiercelin, Sur l'entérocoque (Société de Biologie, 15 avril 1899).

Van Swieten, Diarrhéa fibrilis, t. II.

Vorbe, des Rapports de l'appendicite et de l'entéro-colite muco-membraneuse (thèse médicale, Lyon, 1898-1899).

Vouzelle, l'Entéro-colite (thèse médicale, Paris, 1899).

Wannbrouck, Note sur l'entéro-colite, 1863.

Weill, Traité des maladies des enfants.

# TABLE DES MATIÈRES






Lyon. — Imp. A. Rey, 4, rue Gentil. — 28501

www.ingramcontent.com/pod-product-compliance
Ingram Content Group UK Ltd.
Pitfield, Milton Keynes, MK11 3LW, UK
UKHW021110200726
13857UKWH00003B/1166

9 782011 911995